ALEXANDRA HIRSCHFELDER · SABINE OFFENBORN

LECKER OHNE ...
FRUKTOSE

Genussvoll essen trotz Fruktoseunverträglichkeit
Die besten Rezepte – süßer Genuss ohne Fruchtzucker

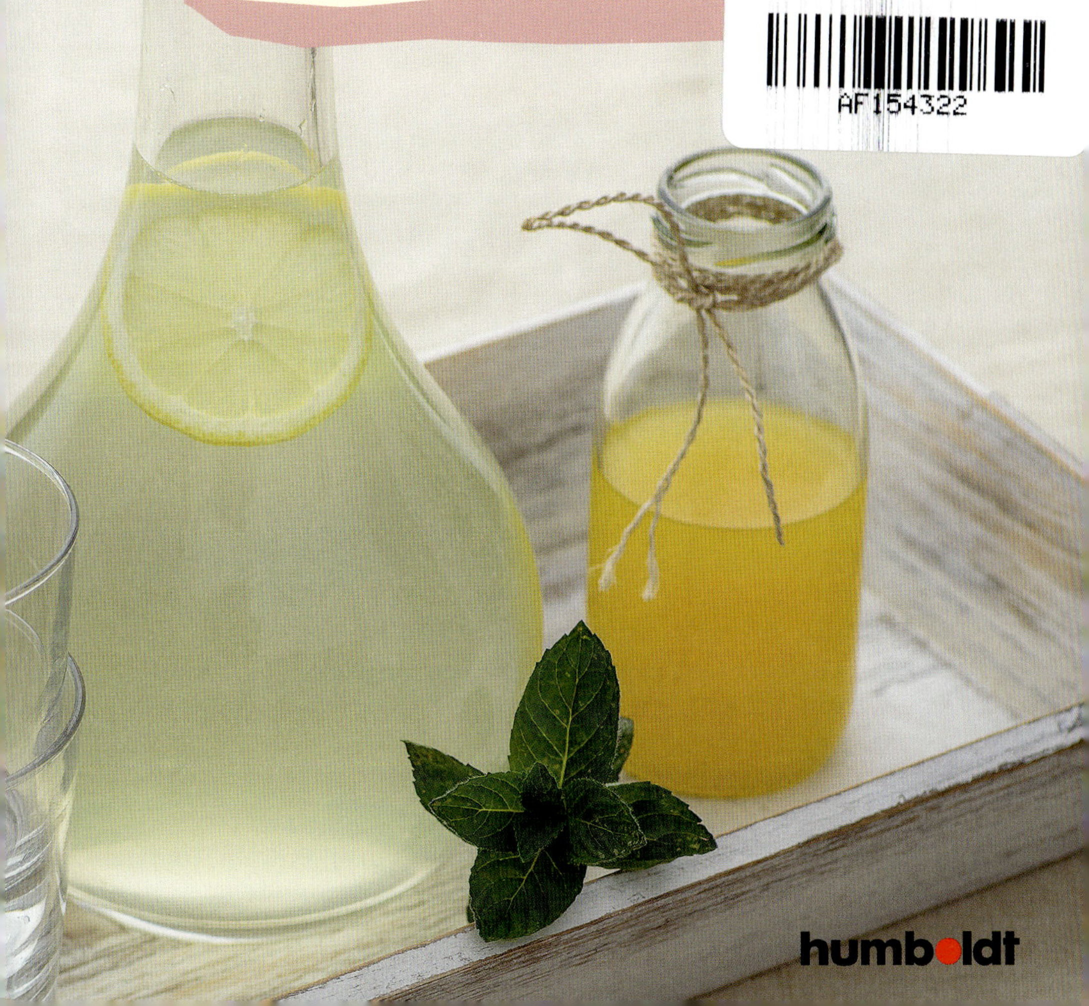

humboldt

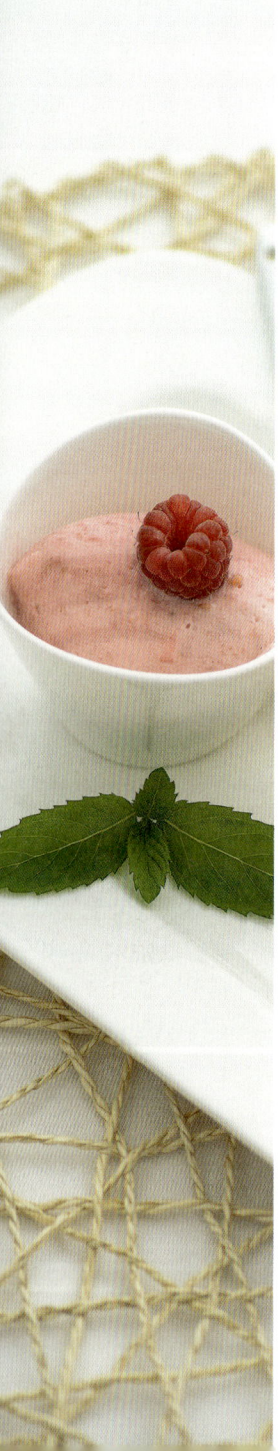

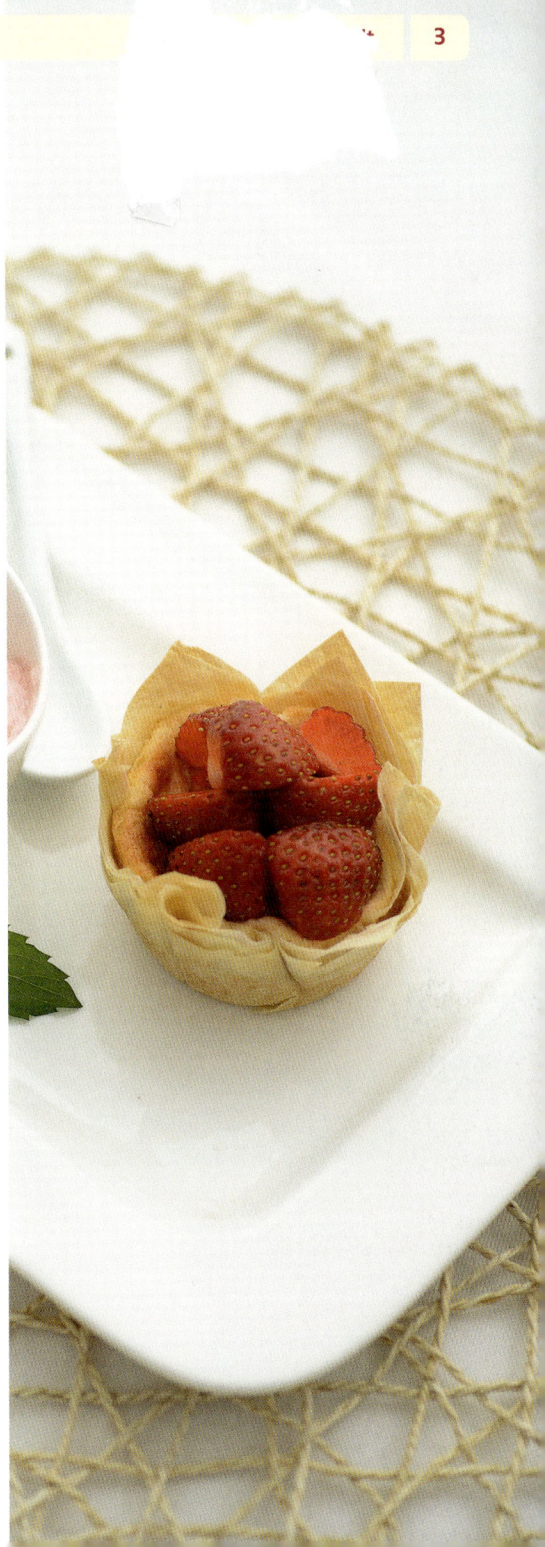

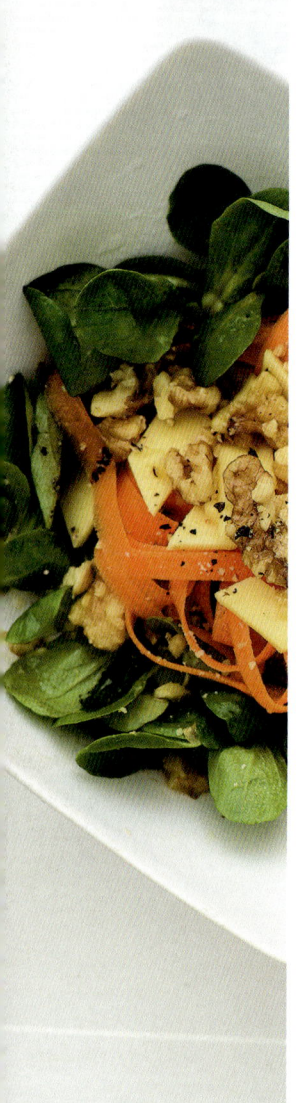

VORWORT

Liebe Leserin, lieber Leser,

es scheint ein Phänomen zu sein: Noch vor wenigen Jahren wurde die Diagnose Fruktoseunverträglichkeit nur selten gestellt. Heute werden wir Ernährungsfachkräfte immer häufiger von Patienten aufgesucht, die offenkundig Obst nicht vertragen.

Sicher ist die Zusammensetzung des Obstes nicht anders als früher. Doch unsere Lebens- und Ernährungsgewohnheiten haben sich verändert. Statt drei „richtiger" Mahlzeiten am Tag essen die meisten Menschen häufiger Snacks. Wer sich bewusst fettarm und gesund ernährt, isst viel frisches Obst und Gemüse als Rohkost. Doch was auf den ersten Blick leicht und gesund erscheint, ist für manchen Darm schwer zu verdauen. Zudem sind die Untersuchungsmöglichkeiten besser geworden. Nahrungsunverträglichkeiten gibt es schon länger, sie waren nur schwerer nachzuweisen. Die Testverfahren, mit denen beispielsweise eine Fruchtzuckerunverträglichkeit festgestellt werden kann, sind inzwischen ausgereifter und leichter anzuwenden. Auch schauen wir uns die verschiedenen Beschwerden, die bisher mit dem Begriff „Reizdarmsyndrom" betitelt wurden, heute genauer an. Es wurde festgestellt, dass sie häufig durch Nahrungsmittelunverträglichkeiten verursacht werden, und sie werden entsprechend behandelt.

Trotzdem ist der Weg bis zur richtigen Diagnose – Fruktoseunverträglichkeit – oft lang. Die Symptome wie Übelkeit, Blähungen, Durchfall, Kopfschmerzen usw. lassen viele Ursachen vermuten und sind nicht immer klar mit der Aufnahme von Fruchtzucker in Verbindung zu bringen. Denn die Menschen reagieren ganz unterschiedlich auf Lebensmittel, die sie nicht vertragen. Manche bekommen kurz nach dem Genuss des leckeren

Fruchtsafts die Reaktionen zu spüren, bei anderen machen sich erst Stunden nach dem Essen die Symptome bemerkbar. So fällt es schwer, Zusammenhänge zwischen bestimmten Lebensmitteln und Beschwerden zu erkennen. Was bleibt, ist das Gefühl, überhaupt nichts mehr zu vertragen.

Bei der Suche nach den Ursachen für die Probleme sind gastroenterologische Praxen eine gute Anlaufstelle. Ist eine Unverträglichkeit diagnostiziert, können Ernährungsfachkräfte helfen, die Ernährung entsprechend umzustellen. Denn die gute Nachricht ist: Wer unter einer Fruktoseunverträglichkeit leidet, muss nicht dauerhaft komplett auf Obst verzichten.

In diesem Buch erfahren Sie, welche Symptome mit einer Fruktoseunverträglichkeit einhergehen, wie die Diagnose gestellt wird und vor allem, welche Lebensmittel Sie bei einer Fruktoseunverträglichkeit ohne Beschwerden essen dürfen. Es gibt viele Lebensmittel und damit auch Gerichte, die fruktosearm sind. Kniffelig wird es jedoch bei süßen Speisen und Getränken. Hier ist die Auswahl an fruktosearmen Lebensmitteln begrenzt. Aber wer möchte schon immer auf süße Getränke und Speisen verzichten? Deshalb finden Sie in diesem Buch besonders viele Rezepte für leckere Süßspeisen und Getränke.

In diesem Buch haben wir noch einen ganz besonderen Service für unsere Leser: Sie finden in einigen Kapiteln QR-Codes, über die Sie weitere Informationen und nützliche Unterlagen zum Thema Fruktoseunverträglichkeit direkt mit Ihrem Smartphone ansteuern können. Außerdem erhalten Sie – ebenfalls über QR-Code – die Möglichkeit, sich mit Ihren persönlichen Fragen direkt an uns zu wenden – natürlich kostenlos!

Wir freuen uns auf Sie und wünschen allen Lesern Genuss und Wohlbefinden!

Ihre   Ihre
Alexandra Hirschfelder   *Sabine Offenborn*

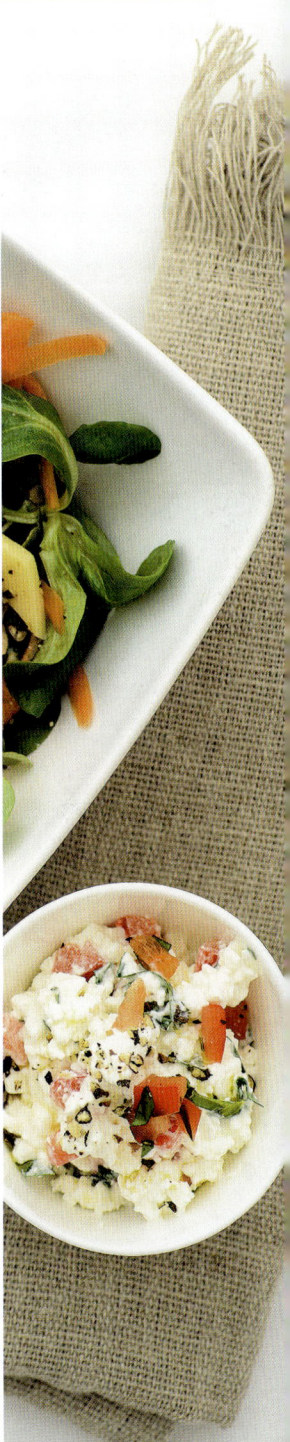

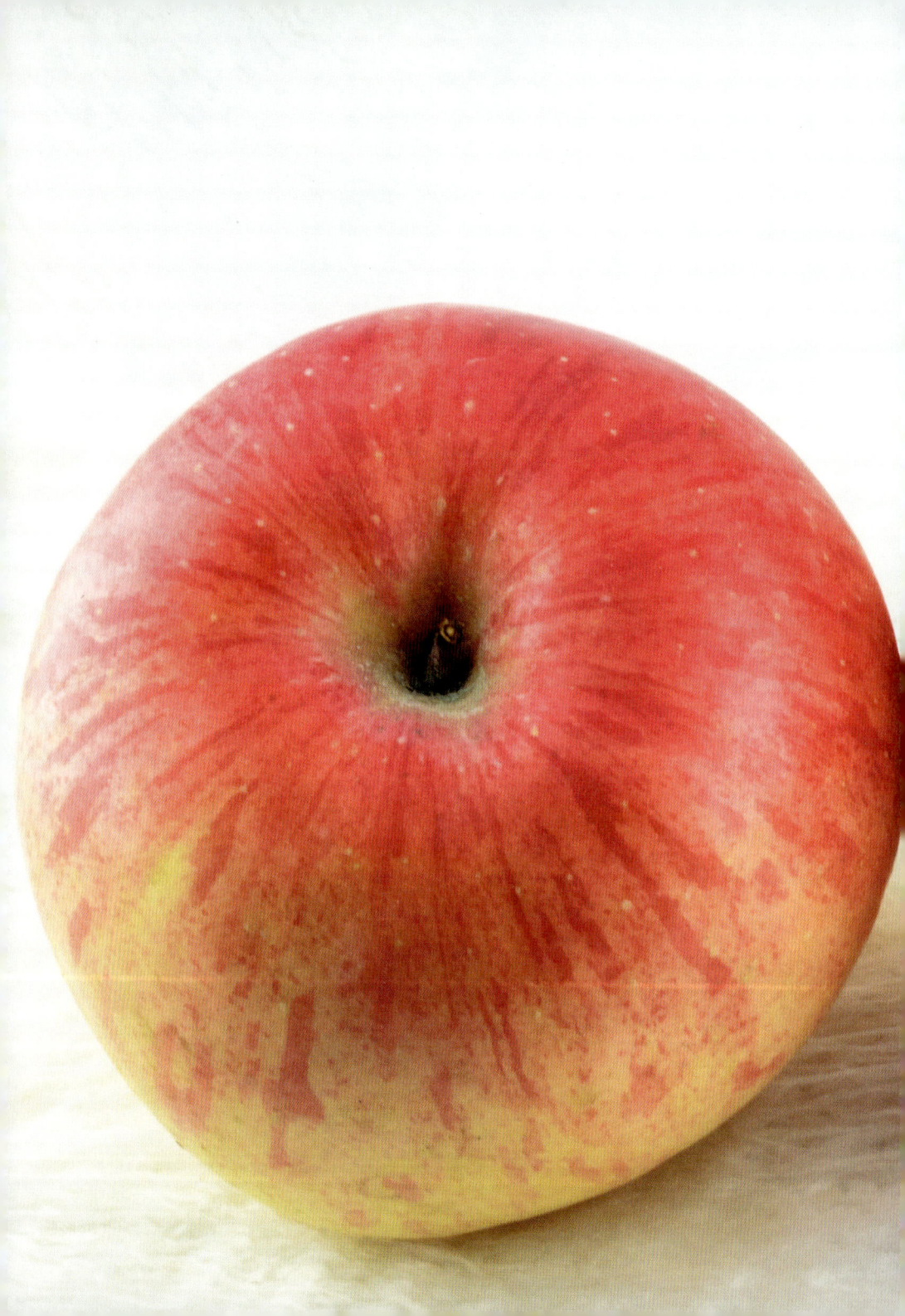

WENN DER APFEL BAUCHGRUMMELN VERURSACHT

Leiden Sie nach dem Essen häufig unter Bauchschmerzen und Durchfall? Womöglich insbesondere dann, wenn Sie etwas Gesundes gegessen haben, wie Obstsalat oder Fruchtsaft? Möglicherweise ist eine Unverträglichkeit von Fruktose die Ursache dafür. In diesem Kapitel erfahren Sie, was Fruktose genau ist, wie sich eine Unverträglichkeit äußert und worauf Sie bei Ihrer Ernährung achten müssen, wenn eine Fruktoseunverträglichkeit diagnostiziert wurde.

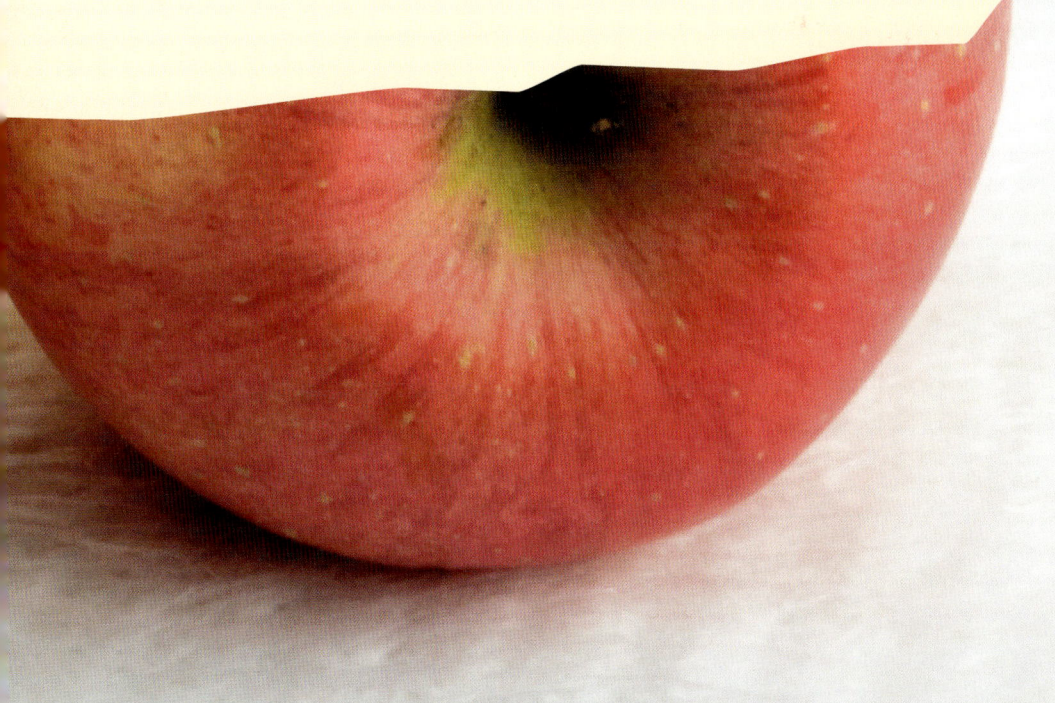

Was ist Fruktose?

Irgendwie fühle ich mich nicht gut, ständig habe ich Bauchkrämpfe und bin müde, vor allem nach dem Essen. Doch eigentlich esse ich doch gar nicht so ungesund. Jetzt habe ich gehört, dass es an der Fruktose liegen könnte, am Fruchtzucker. Der steckt doch in so vielen gesunden Lebensmitteln. Darf ich jetzt keine Äpfel und Birnen mehr essen?

!

Der Name „Fruktose" stammt vom lateinischen fructus, was so viel wie Frucht heißt. Daher lautet die deutsche Bezeichnung „Fruchtzucker".

Fruktose bzw. Fruchtzucker, das klingt erst einmal harmlos und gesund. Tatsächlich ist Fruktose eine natürliche chemische Verbindung, genau genommen ein Einfachzucker, und gehört zu der Gruppe der Kohlenhydrate. Einfachzucker sind einzelne Zuckermoleküle und können direkt ins Blut aufgenommen werden, ohne vorher in weitere Bestandteile zerlegt werden zu müssen. Fruchtzucker hat wichtige Aufgaben im Körper: als Energiespender, als Baustein der Zellen sowie bei Stoffwechselvorgängen.

Fruchtzucker ist farb- und geruchlos und schmeckt sehr süß. Er kommt in unterschiedlich hoher Konzentration vor allem in Früchten vor – wie der Name schon sagt –, außerdem in Honig und in manchen Gemüsesorten. Wir nehmen Fruktose überwiegend mit Obst und Obstsäften auf, auch Trockenobst, Konfitüren und Honig sind besonders reich an Fruktose. Haushaltszucker besteht zu gleichen Teilen aus Fruktose und Glukose bzw. Traubenzucker, ebenfalls ein Einfachzucker.

In der Lebensmittelindustrie wird Fruktose als Zuckeraustauschstoff verwendet. Daher ist Fruchtzucker als Süßungsmittel in vielen Lebensmitteln, wie zum Beispiel Erfrischungsgetränken, Wellness- und Fertigprodukten, enthalten. Gemüse und Gemüsesäfte enthalten dagegen nur geringe Mengen an Fruktose.

Auch bei gesunden Menschen kann zu viel Fruchtzucker in der Nahrung Probleme verursachen. Neuere Studien zeigen, dass eine überhöhte Fruktoseaufnahme besonders aus Fruchtsäften die Gewichtszunahme fördert und negative Auswirkungen auf den Stoffwechsel hat. Neben einer Erhöhung der Blutfettwerte, des Gichtrisikos und der Insulinresistenz zählt die Entstehung einer Fettleber dazu. Früher wurde Fruktose von Diabetikern häufig als Zuckerersatz verwendet. Dies wird heute nicht mehr empfohlen, denn Fruchtzucker enthält genauso viele Kalorien wie gewöhnlicher Haushaltszucker und fördert so die Entwicklung von Übergewicht – auch schon bei Kindern.

Was ist eine Fruktoseunverträglichkeit?

Jahrelang ging es gut: „An apple a day keeps the doctor away!" Deshalb hatte ich für den kleinen Hunger zwischendurch immer einen Apfel in meiner Tasche. Aber seit einiger Zeit wird mir übel, ich bekomme Blähungen und Bauchgrummeln, nachdem ich den Apfel gegessen habe. Habe ich eine Apfelallergie? Oder eine Unverträglichkeit? Was ist überhaupt der Unterschied?

Man schätzt, dass rund 30 Millionen Menschen in Deutschland Fruktose nicht oder nicht gut vertragen, also auf den Genuss von Fruktose mit mehr oder weniger unangenehmen Symptomen reagieren.

Fruktoseunverträglichkeit ist eine Störung der Fruktoseaufnahme. Fruktose gelangt mit der Nahrung in den Dünndarm, wo sie mithilfe von Transportproteinen (GLUT-5) durch die Darmwand resorbiert, also in den Blutkreislauf überführt wird. Mit dem Blut wird die Fruktose in die Zellen geschleust, dort wird sie zum Energielieferanten.

Ist dieses Transportsystem defekt, so wird die Fruktose nur unzureichend oder gar nicht vom Blut aufgenommen, ein Teil verbleibt im Dünndarm. Diese Fruktose wandert unverdaut weiter in den Dickdarm und wird dort durch die Darmbakterien zu Wasserstoff, Kohlendioxid und kurzkettigen Fettsäuren abgebaut. Da-

!

Wird die Fruktose im Körper nur unzureichend abgebaut, weil das Transportsystem nicht richtig funktioniert oder der Dünndarm durch ein Übermaß an Fruktose überfordert ist, besteht eine Fruktoseunverträglichkeit.

bei entstehen Darmgase mit den Ihnen bekannten Folgen: Blähungen, laute Darmgeräusche, wässrige Durchfälle, Verstopfung und Bauchschmerzen. Sehr häufig treten diese unangenehmen Symptome insbesondere nach dem Konsum von Apfelsaft auf.

Die typischen Symptome bei Fruktoseunverträglichkeit
Wenn Sie an mehreren dieser Beschwerden und Symptomen leiden, könnte es sein, dass Sie eine Fruktoseunverträglichkeit haben:
- Bauchschmerzen, auch krampfartig bis hin zu Koliken
- Blähungen und Darmgeräusche
- Übelkeit
- Völlegefühl
- Durchfall
- Verstopfung

Weitere unspezifische Symptome können sein:
- Schwindel und Kopfschmerzen
- Infektanfälligkeit
- Gereiztheit und Müdigkeit
- Depressive Stimmungen

Drei Formen der Fruktoseintoleranz

Bekannt sind drei verschiedene Fruktose-Abbaustörungen, die zum Teil deutlich voneinander abweichen.

Intestinale Fruktoseintoleranz

Die intestinale („den Darm betreffende") Fruktoseintoleranz oder Fruktosemalabsorption ist eine erworbene Fruchtzuckerunverträglichkeit. Die Veranlagung dafür kann jedoch, wie bei vielen anderen Erkrankungen auch, angeboren sein. Bei dieser Abbaustörung ist das Fruktose-Transportsystem gestört. Auslöser für Fruktoseintoleranz können über einen langen Zeitraum anhaltende Belastungen sein, beispielsweise falsche Ernährung,

Darmerkrankungen wie Zöliakie oder Morbus Crohn sowie andere Nahrungsmittelunverträglichkeiten. Die Störung ist oft nur vorübergehend und mit einer fruktosearmen und gut verträglichen Ernährung in den Griff zu bekommen. Wie das funktioniert, erfahren Sie in diesem Buch.

Hereditäre Fruktoseintoleranz

Hier handelt es sich um einen Enzymdefekt in der Leber, der schon bei Neugeborenen auftritt. In der Folge kann es zu Magen-Darm-Problemen und einer lebensgefährlichen Unterzuckerung kommen. Die Beschwerden tauchen bei Säuglingen in dem Moment auf, in dem sie abgestillt sind und fruktosehaltige Nahrung bekommen. Bei der erblichen Fruktoseintoleranz, die nur sehr selten vorkommt, ist Fruktose, Haushaltszucker und Sorbit verboten. Es muss lebenslang eine streng fruktosearme Ernährung eingehalten werden. Diese Erkrankung wird in unserem Buch nicht weiter beschrieben.

Fehlbesiedelung des Dickdarms

Durch Virusinfektionen, Antibiotikabehandlungen oder andere Erkrankungen kann es zu einer bakteriellen Fehlbesiedelung im Dickdarm kommen. Sie fällt dadurch auf, dass sich die Symptome trotz fruktosearmer Ernährung nicht bessern, hier ist die Fruktoseintoleranz nur eine Begleiterscheinung. In diesem Fall hilft eine Darmsanierung mit Probiotika, um die Darmflora wieder ins Gleichgewicht zu bringen. Damit verschwinden dann auch meist die Beschwerden, die durch die Fruktose verursacht wurden. Auch auf diese Variante wird in diesem Buch nicht näher eingegangen.

> **!**
>
> Dieses Buch beschäftigt sich mit der intestinalen Fruktoseintoleranz, die wesentlich häufiger auftritt als die anderen Formen. Wir verwenden dafür den gängigen Begriff Fruktose-unverträglichkeit.

Eine Unverträglickeit ist keine Allergie
Eine Fruktoseunverträglichkeit ist keine Allergie, denn anders als bei der Allergie ist das Immunsystem nicht direkt beteiligt. Weil die Fruktose nicht ausreichend über den Darm ins Blut aufgenommen werden kann, gelangt sie in den Dickdarm und führt dort zu Beschwerden.

Tests zum Nachweis einer Fruchtzuckerunverträglichkeit

!

Wenn Sie vermuten, dass Sie Fruktose nicht vertragen, sollten Sie mit Ihrem Arzt darüber sprechen und einen Test durchführen lassen.

Ich vermute, dass die Ursache meiner Beschwerden eine Fruktoseunverträglichkeit ist. Denn ich habe das Gefühl, dass es mir besonders schlecht geht, wenn ich Obst gegessen habe. Aber ganz sicher bin ich mir nicht. Gibt es einen Test, den ich zu Hause machen kann? Oder muss ich dafür zum Arzt gehen?

Um eine Fruchtzuckerunverträglichkeit zu diagnostizieren gibt es heutzutage verschiedene Möglichkeiten. Die beiden häufigsten sind der H2-Atemtest und die Fruktose-Plasmaspiegel-Messung.

H2-Atemtest
Bei dem sogenannten Wasserstoff-Atemtest (H2-Atemtest) misst das Messgerät vor und mehrfach nach dem Trinken einer Fruktoselösung den Gehalt von Wasserstoff in der Atemluft. Grundlage des Tests ist, dass unverdauter Fruchtzucker in den Dickdarm gelangt und hier von den Bakterien unter anderem zu Wasserstoff abgebaut wird. Dieser wird ins Blut aufgenommen und schließlich abgeatmet. Deshalb steigt bei einer Fruchtzuckerunverträglichkeit der Wasserstoffgehalt in der Ausatemluft an.

Vor dem Wasserstoff-Atemtest sollten Sie zwölf Stunden lang keine schweren Mahlzeiten (Nudeln, Brot, ballaststoffreiches Getreide) mehr zu sich nehmen. Geeignet ist zum Beispiel eine leichte Abendmahlzeit mit wenig Reis, etwas Gemüse und fettarmem Fleisch. Zwei Stunden vor dem Test sollten Sie sich nicht körperlich anstrengen und nicht rauchen. Am Testtag pusten Sie einmal „ nüchtern" in ein Messgerät, dann trinken Sie die Lösung: 25 Gramm Fruchtzucker in 250 Milliliter Trinkwasser gelöst (Kinder 1 mg/kg). Jeweils nach 30, 60, 120 und 180 Minuten pusten Sie wiederum. Der Nachweis einer Fruktoseunverträglichkeit gilt als positiv, wenn der Wert > 20 ppm gegenüber dem Nüchternwert ansteigt und/oder der Patient Beschwerden hat.

Fällt das Ergebnis positiv aus, liegt also eine Fruktoseunverträglichkeit vor, müssen die Patienten einige Tage lang eine fruktosearme Diät einhalten. Dadurch müssten sich die Beschwerden innerhalb weniger Tage deutlich verbessern oder ganz ausbleiben. Treten weiterhin Beschwerden auf, muss der Arzt prüfen, ob noch weitere Unverträglichkeiten – etwa gegen Laktose (Milchzucker) – vorliegen.

Es gibt Menschen, bei denen dieser Test nicht funktioniert, weil kein Wasserstoff von den Darmbakterien produziert wird. Aus diesem Grund beobachtet der Arzt zusätzlich, ob Symptome einer Fruktoseunverträglichkeit auftreten. Beides, die Werte der Atemluftmessung und die Darmbeschwerden, führen dann zur Diagnose.

Fruktose-Plasmaspiegel-Messung

Bei diesem Test wird zu Beginn der Untersuchung ebenfalls eine Fruktoselösung getrunken. Im weiteren Verlauf wird dann das Blut auf einen Anstieg der Blutzuckerwerte untersucht. Allerdings wird der Fruchtzucker in der Leber sehr langsam umgewandelt und lässt den Blutzucker nur schwach ansteigen. Auch hier wird der Arzt beobachten, ob typische Symptome einer Unverträglichkeit auftreten.

Weitere Testverfahren

Es gibt noch andere Verfahren (z. B. Bluttest), mit denen man sich selbst auf eine Unverträglichkeit testen kann. Allerdings gelten diese aufgrund der möglichen Fehlerquellen nicht als zuverlässig. Auch im Internet werden diverse Tests angeboten, die jedoch nicht zu empfehlen sind. Anhand dieser Selbsttests ist keine gesicherte Diagnose möglich.

Ernährungs- und Symptomprotokoll

Mit einem Ernährungs- und Symptomprotokoll lassen sich mögliche Zusammenhänge zwischen verzehrten Lebensmitteln und Beschwerden leichter erkennen. Daher ist es eine gute Ergänzung zu einem Atem- oder Bluttest.

Wenn Sie den Verdacht haben, unter einer Fruktoseunverträglichkeit zu leiden, schreiben Sie über einen Zeitraum von mindestens einer Woche genau auf, was Sie wann essen und wann Sie welche Beschwerden haben. So bekommen Sie selbst einen guten Überblick über das, was Sie nicht vertragen, und haben zugleich hilfreiche Informationen für Ihren Arzt und für die Ernährungsberatung. Mehr Informationen dazu finden Sie auf Seite 31.

Ursachen der Fruchtzuckerunverträglichkeit

Wenn ich etwas esse, bekomme ich einen Blähbauch und fühle mich unwohl. Ich versuche schon einige Lebensmittel wegzulassen, aber es wird nicht besser. Mittlerweile stresst mich das Essen und das Ganze schlägt mir aufs Gemüt. Früher konnte ich alles essen, ohne nennenswerte Beschwerden – woher kommt es, dass ich plötzlich scheinbar nichts mehr vertrage?

Unsere Essgewohnheiten überfordern das System

Die Menge an Fruchtzucker, die wir zu uns nehmen, ist heutzutage insgesamt zu hoch. Das liegt vor allem daran, dass sich unsere Essgewohnheiten gewandelt haben. Statt drei oder vier feste Mahlzeiten wie Frühstück, Mittagessen, eventuell Nachmittagskaffee und Abendessen zu uns zu nehmen, essen wir ständig über den Tag verteilt. So kommen viele kleine Mahlzeiten zusammen. Wir essen zwischendurch etwas Obst, trinken mal ein Glas Fruchtsaft oder einen Smoothie, kaufen uns nachmittags ein Sandwich oder ein Stück Kuchen beim Bäcker. Haben wir keine Zeit zu frühstücken, holen wir uns etwas beim Bäcker und essen es in der Bahn. Ist mal keine Zeit für eine Pause, dann kommt der Salat auf den Schreibtisch neben Telefon und Computer. Wir erledigen das Essen nur noch nebenbei – und eine Begleiterscheinung davon ist, dass wir nicht gründlich genug kauen. Damit überlassen wir das Zerkleinern der Speisen dem Magen und dem Darm. Klar, dass uns das Essen dann schwer im Magen liegt und dieser grummelt.

> **!**
> Wir essen ständig, oft zu schnell und nebenbei – dies überfordert unseren Verdauungstrakt.

Wir essen also ständig, oft zu schnell und nebenbei, daraus ergeben sich folgende Probleme: Wir nehmen eine zu große Menge an Fruktose auf, die schnell in den Dünndarm gelangt. Wenn alles gut läuft, dann gibt es im Dünndarm ausreichend Transportproteine (GLUT-5), die wie oben beschrieben den Fruchtzucker ins Blut transportieren. Dies schleust die Fruktose in die Zellen, dort wird sie verbrannt und bringt uns Energie. Wird die Fruktose jedoch nicht ins Blut aufgenommen, gelangt sie direkt in den Dickdarm. Dort machen sich die Darmbakterien über sie her und bei der Umwandelung entstehen Gase und Säuren, welche die bekannten Probleme wie Blähungen und Durchfall verursachen.

Zugegeben: Obst und Gemüse sind ideale Snacks für zwischendurch. Leider kann aber genau das zum Problem werden. Denn besonders Säfte und Obst enthalten viel Fruchtzucker, so dass in kurzer Zeit viel Fruktose in den Darm gelangt und sofort weitergeleitet werden möchte. Nun ist das eventuell schon eingeschränkte GLUT-5-System auf eine Überschwemmung nicht eingestellt und kann nur einen Teil des Fruchtzuckers ins Blut transportieren. Wird das Transportsystem ständig zu sehr beansprucht, funktioniert es irgendwann auch bei normalen Fruktosemengen nicht mehr.

Zu viel Fruktose ist grundsätzlich nicht gesund

Auch bei gesunden Menschen kann zu viel Fruktose diverse Beschwerden und Krankheiten nach sich ziehen. Werden große Mengen Fruktose in kurzer Zeit aufgenommen – also mehr als ca. 50 Gramm in der Stunde –, kann es auch bei Menschen ohne Unverträglichkeit zu Störungen im Darm kommen. Diese Menge ist zum Beispiel in einem halben Liter Multivitaminsaft und einer Handvoll Trockenobst enthalten. Allerdings verschwinden die Beschwerden bei diesen Menschen nach kurzer Zeit wieder, spätestens nach dem Stuhlgang.

Was ist bei einer Fruktose-unverträglichkeit zu beachten?

Ich war beim Arzt, und er hat tatsächlich eine Fruktoseunverträglichkeit diagnostiziert. Kann man sie behandeln, gibt es eine Therapie? Oder genügt es, wenn ich meine Essgewohnheiten ändere? Obst, Fruchtsaft, Gemüse sind lecker und eignen sich prima für zwischendurch – wird es besser, wenn ich das weglasse? Aber was esse ich stattdessen? Fruktose steckt doch bestimmt auch in anderen Lebensmitteln.

Fruktose kommt vor allem in Früchten und im Honig vor. Alle Lebensmittel, die aus Früchten hergestellt sind, wie Säfte, Kompott oder Konfitüre, enthalten Fruktose, ebenso Trockenfrüchte. Die gute Nachricht: Die meisten Menschen mit Fruktoseunverträglichkeit müssen nach der Diagnose nicht weniger Früchte essen, sondern lediglich andere. Sie müssen darauf achten, dass sie nicht zu viel Obst auf einmal essen, sondern es gut über den Tag verteilen. Auch die Deutsche Gesellschaft für Ernährung rät davon ab, auf Dauer völlig auf Obst und Fruktose zu verzichten.

Selbst wenn in allen Obstsorten Fruktose enthalten ist, bedeutet das also nicht, dass Obst komplett vom Speiseplan gestrichen

Trinken Sie Saft
besser nicht pur.
Eine leckere Alterna-
tive zum Verdünnen
ist Buttermilch.

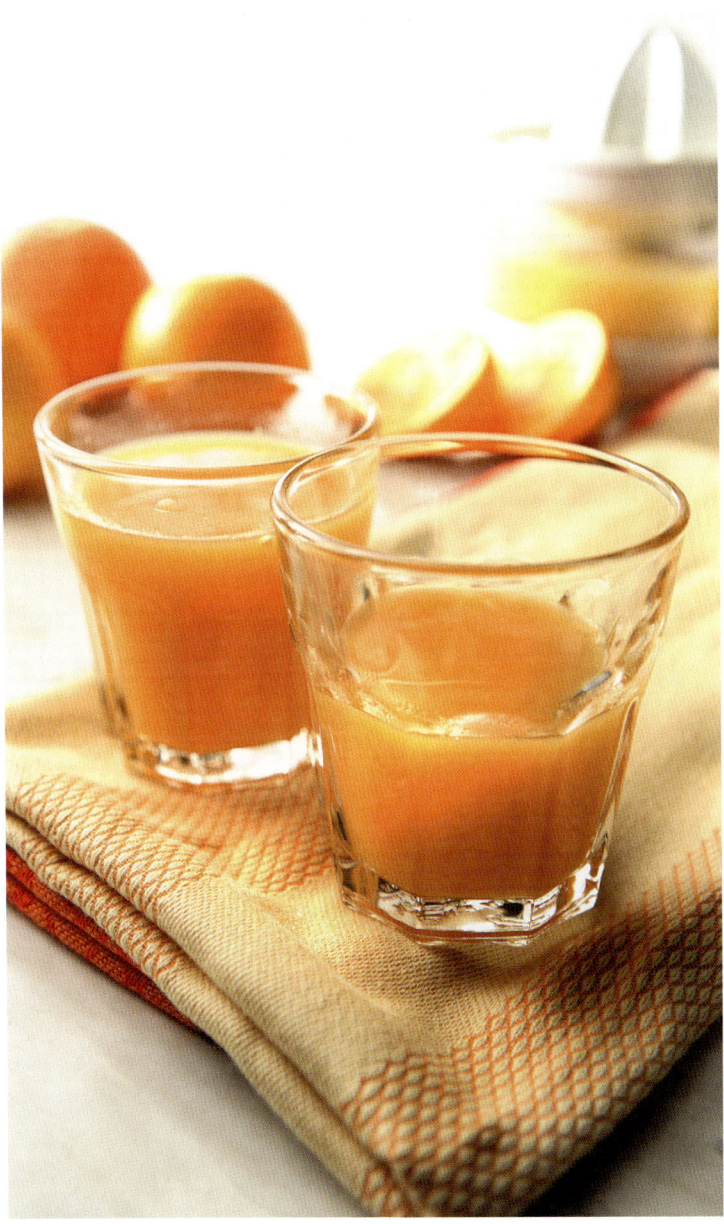

werden muss. Im Gegenteil, zu viel Verzicht ist nicht gut! Ein totaler Verzicht auf Fruktose kann negative Folgen haben:

- Die Aktivität des GLUT-5-Transporters wird noch mehr herabgesetzt.
- Als Folge davon können schon bei kleinsten Mengen an Fruktose Beschwerden auftreten.
- Vitamin- und Mineralstoffmangel kann auftreten und Folgeerkrankungen verursachen.

Tabellen zur Orientierung

Die meisten Menschen sind erst einmal sehr verunsichert, wenn bei ihnen eine Fruktoseunverträglichkeit diagnostiziert wurde. Sie haben meist keine Idee, was sie noch essen dürfen und was nicht. Tabellen mit dem Fruktosegehalt verschiedener Lebensmittel sind für den Anfang also unverzichtbar.

Daher haben wir in der folgenden Tabelle den Fruktosegehalt ausgewählter Lebensmittel aufgeführt. Der Einfachheit halber haben wir für alle Obstsorten übliche Portionsgrößen verwendet. So wiegt ein Apfel etwa 125 Gramm und enthält 9 Gramm Fruktose. Eine Nektarine enthält dagegen mit 2 Gramm deutlich weniger Fruktose pro Stück.

Früchte und Joghurt – eine gesunde Mischung

Der absolute Fruktosegehalt einer Portion bestimmt die Verträglichkeit! Es ist gut möglich, das 50 Gramm Himbeeren auf nüchternem Magen kurz nach dem Genuss für Beschwerden sorgen. Werden die Himbeeren mit Eiweiß und Fett (z. B. Joghurt, Quark) gegessen, ist die Portion bei gleichem Fruktosegehalt größer.

Die Kombination sorgt darüber hinaus für eine deutlich bessere Verträglichkeit. Denn wenn sich in einer Mahlzeit außer Kohlenhydraten (Fruktose etc.) auch Eiweiß und Fett befinden, kann die Fruktose viel besser aufgenommen werden. Fett und Eiweiß bleiben länger im Magen, also kommt auch die Fruktose

!

Essen Sie Obst nicht pur: Mischen Sie die frischen Himbeeren mit Joghurt, mixen Sie den Fruchtsaft mit Buttermilch.

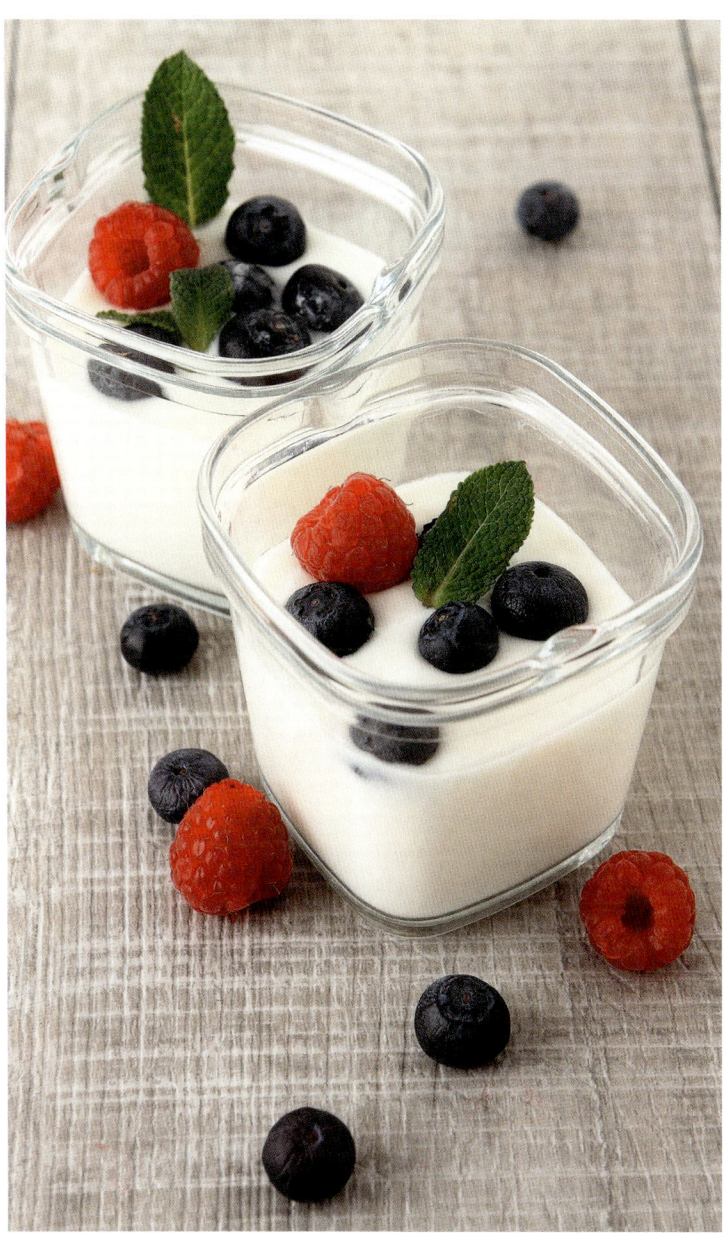

Die Kombination aus Obst und Milchprodukt sorgt für eine deutlich bessere Verträglichkeit.

nur häppchenweise im Darm an und kann in Ruhe abtransportiert werden. Durch eine sinnvolle Kombination der Speisen können Sie das Transportsystem also ganz einfach entlasten.

Fruktose und Glukose – ein gutes Gespann

Entscheidend dafür, wie empfindlich Patienten mit Fruktoseunverträglichkeit auf Lebensmittel mit Fruchtzucker reagieren, ist das Verhältnis von Glukose und Fruktose in der Nahrung. Glukose sorgt nämlich dafür, dass die Aufnahme der Fruktose im Dünndarm verbessert wird; sie reißt die Fruktose sozusagen mit und

> **!**
>
> Glukose kurbelt den Transport der Fruktose aus dem Darm an, daher sind Lebensmittel mit einem günstigen Fruktose-Glukose-Verhältnis besser verträglich.

Ernährungsumstellung in drei Phasen

Bei Ihnen wurde eine Fruktoseunverträglichkeit diagnostiziert? Dann geht es darum, Ihre Ernährung so umzustellen, dass Sie trotzdem auf lange Sicht gesund und lecker essen können. Um dahin zu kommen, gibt es eine erprobte Strategie, die im zweiten Teil dieses Buches ausführlich beschrieben wird. Es handelt sich um eine Ernährungsumstellung in drei Phasen.

- **Karenzphase:** Maximal zwei Wochen lang verzichten Sie komplett auf Fruchtzucker und Sorbit.
- **Testphase:** Sie testen Ihre individuelle Verträglichkeit, indem Sie gezielt und in kleinen Mengen Fruchtzucker essen.
- **Langfristige Ernährung:** Sie wissen, wie viel Fruchtzucker und welche Lebensmittel Sie vertragen und welche nicht. Damit können Sie sich dauerhaft beschwerdefrei ernähren.

Jetzt einfach auf Gemüse und Obst verzichten? Keine gute Idee!

Gemüse und Obst sind für unsere Gesundheit sehr wichtig. Ballaststoffe, Vitamine, Mineralstoffe und sekundäre Pflanzenstoffe haben ihre Wirkung und können nicht so einfach durch andere Lebensmittel ersetzt werden. Wer also meint, an einer Fruktoseunverträglichkeit zu leiden, der sollte nicht einfach alle möglichen Lebensmittel aus seiner Einkaufsliste streichen, sondern die Unverträglichkeit unbedingt abklären lassen und sich dann professionelle Hilfe bei einer Ernährungsfachkraft holen.

schleust sie in die Blutbahn, ohne dass ein Transportprotein notwendig ist.

In unserer Fruktosetabelle haben wir die Obstsorten, die ein günstiges Fruktose-Glukose-Verhältnis aufweisen, besonders gekennzeichnet. Die Fruktose in diesen Früchten wird dank der tatkräftigen Hilfe der Glukose relativ gut aufgenommen.

Fruktosegehalt ausgewählter Lebensmittel

Geeignet in der Karenz-phase u. Testphase :	Niedriger Fruktosegehalt; besonders günstiges Fruktose-Glukose-Verhältnis
Geeignet in der Testphase:	Mittlerer Fruktosegehalt; gutes Fruktose-Glukose-Verhältnis
Meistens nicht geeignet:	Reich an Fruktose und/oder Sorbit

LEBENSMITTEL	PORTION IN g	FRUKTOSE IN g
Obst		
Avocado, 1 Stück	125	0,5
Ananas, Portion	125	3
Apfel, 1 Stück	125	9
Aprikose, 1 Stück	50	0,5
Banane, 1 Stück	125	4
Birne, 1 Stück	125	8,5
Brombeeren, Portion	125	4
Erdbeeren, Portion	125	3,5
Feige, 1 Stück	50	3
Heidelbeere, Portion	125	4
Himbeere, Portion	125	2,5
Honigmelone, Portion	125	1,5
Johannisbeere, Portion	125	3

▶▶

LEBENSMITTEL	PORTION IN g	FRUKTOSE IN g
Kirschen, Portion	125	6,5
Kiwi, 1 Stück	60	3
Mandarine, 1 Stück	50	1
Mango, Portion	125	3
Nektarine, 1 Stück	125	2
Wassermelone, Portion	150	6
Mirabellen, Portion	125	5,5
Orange, 1 Stück	150	4
Pampelmuse, ½ Stück	150	4
Papaya, Portion	125	4,5
Pfirsich, 1 Stück	125	1,5
Rhabarber, Portion	125	0,5
Stachelbeeren, Portion	125	4
Weintrauben, Portion	125	9
Zitrone, 1 Stück	60	1,5
Trockenfrüchte		
Banane	25	3
Cranberrys	25	8
Pflaume	25	2,5
Rosinen	25	8
Säfte und Limonaden		
Früchtetee	200	0,1
Aromawasser	200	0,1
Limonade mit Süßstoff	200	0
Apfelsaft	200	13

▶▶

LEBENSMITTEL	PORTION IN g	FRUKTOSE IN g
Cola/Limonade	200	4
Grapefruitsaft	200	8,5
Isotonisches Getränk	200	4,5
Multivitaminsaft	200	12
Traubensaft	200	13,5
Alkoholische Getränke		
Apfelwein	150	4
Federweißer	150	6
Weißwein, lieblich	150	6
Rosé	150	2
Sekt	150	4
Süßungsmittel		
Honig	20	7,5
Birnendicksaft	20	7

Hier finden Sie die Tabelle nochmals zum Ausdrucken.
http://lecker-ohne.de/2529

Enthält Gemüse auch Zucker?

Um ausreichend mit Vitaminen, Mineralstoffen und Ballaststoffen versorgt zu werden, braucht unser Körper reichlich Gemüse und Obst. Durch die Unverträglichkeit ist die Auswahl an Obst bereits eingeschränkt. Auch Gemüse enthält Fruktose, allerdings sind die Mengen sehr gering. Deshalb gilt die Empfehlung „Mindestens drei Portionen Gemüse am Tag".

!

Gemüse enthält nur wenig Fruktose.

Lediglich in der Karenzphase sollten Sie die „fruktosereichen" Gemüsesorten vermeiden. Zum einen, weil sie in dieser Phase so wenig Fruktose wie möglich zu sich nehmen sollten. Zum anderen, weil manche Gemüsesorten schwer verdauliche Ballaststoffe enthalten, die zu Blähungen führen können, also zu Symptomen, die auch nach einer fruktosereichen Mahlzeit auftreten. Da dies gerade nach der Diagnose zu unklaren Beschwerden führen kann, ist es sinnvoll, diese Gemüsesorten zunächst wegzulassen. Besonders reich an blähenden Ballaststoffen sind Hülsenfrüchte, Kohlgemüse, Sauerkraut und Lauch.

Süßstoffe und Zuckeraustauschstoffe – eine Alternative?

Ich liebe meinen Morgenkaffee mit einem Schuss Milch und einem Würfel Zucker. Aber normalen Zucker darf ich ja nicht mehr verwenden, wie kann ich den Kaffee nun süßen? Ist Süßstoff erlaubt? Und womit kann ich Kuchen backen? Gibt es hier einen Zuckerersatz, den ich verwenden kann? Honig enthält ja auch Fruktose …

Trotz Fruktoseunverträglichkeit müssen Sie nicht auf Kuchen und Süßspeisen verzichten, denn es gibt Alternativen. Allerdings sollten Sie bei diesen genau hinsehen. In der Lebensmittelindustrie werden zwei Arten von alternativen Süßungsmitteln verwendet, und zwar Süßstoffe und Zuckeraustauschstoffe. Als Faustregel gilt: Bei Fruktoseunverträglichkeit werden Süßstoffe vertragen, die meisten Zuckeraustauschstoffe nicht.

!

Süßstoffe sind verträgliche Süßungsmittel. Die meisten Zuckeraustauschstoffe nicht.

Süßstoffe werden in vielen Lebensmitteln (Getränke, Light-Produkte) zugesetzt, um sie kalorienfrei zu süßen. Sie haben eine sehr starke Süßkraft (30- bis 3000-fach süßer als Haushaltszucker). Im Handel sind sie als Flüssigsüße, Tabletten oder Streusüße erhältlich. Zu den Süßstoffen gehören zum Beispiel Aspartam, Saccharin und Stevia (pflanzlicher Süßstoff aus Süßkraut). Sie müssen nicht im Darm verstoffwechselt werden und sind bei Fruktoseunverträglichkeit geeignet. Wenn Sie Ihren Tee oder Kaffee nicht ungesüßt genießen wollen, können Sie also auf Süßstoff umsteigen. Da es sich hierbei nicht um Zucker handelt, wird er gut vertragen. Bei der Zubereitung von Süßspeisen oder beim Backen können Sie Haushaltszucker gut durch Traubenzucker ersetzen.

Zuckeraustauschstoffe wie Sorbit (E 420), Mannit (E 421) oder Isomalt (E 953) haben genau die gegenteilige Wirkung von Traubenzucker: Sie bremsen die Aufnahme von Fruchtzucker noch zusätzlich. Deshalb sind sie bei Fruktoseunverträglichkeit ungeeignet. Diese Stoffe verstecken sich in Kaugummis, Bonbons und anderen Süßigkeiten, die mit den trügerischen Worten „ohne Zucker" gekennzeichnet sind. Problematisch ist darüber hinaus, dass Sorbit in vielen Nahrungsmitteln in Kombination mit Fruchtzucker vorkommt, Birnen, Pflaumen und Pfirsichen enthalten besonders viel Sorbit. Es bremst die Transportleistung des GLUT-5-Enzyms zusätzlich, indem es genau wie Fruktose das Transportmolekül GLUT-5 nutzt. So macht Sorbit dem Fruchtzucker auf seinem Weg ins Blut Konkurrenz.

> **!**
>
> Sorbit nutzt wie Fruktose das Transportmolekül GLUT-5 und macht dem Fruchtzucker somit auf seinem Weg ins Blut Konkurrenz.

   Die Zuckeraustauschstoffe Xylit und Erythrit bilden eine Ausnahme: Sie sind deutlich besser verträglich als die anderen und können individuell ausgetestet werden.

Fruchtzucker als beliebter Zusatzstoff in Lebensmitteln

Über industriell hergestellte Produkte – vor allem mit Zucker gesüßte Softdrinks – nehmen wir einen Großteil der Fruktose auf. Dass Fruktose in immer größerem Stil eingesetzt wird, liegt daran, dass sie billig herzustellen ist, einen guten Geschmack hat und sogar noch etwas süßer ist als der gängige Haushaltszucker. Zudem ist sie auch bei niedrigen Temperaturen leicht löslich und wird daher gerne für Getränke eingesetzt. Beim Backen bräunt der Fruchtzucker gut und saftiges Gebäck hält er feucht. Er lässt Fertigprodukte als ein gesundes Lebensmittel erscheinen, es ist immerhin „Süße aus Früchten". Wegen der leichteren Verarbeitung wird heute oft auf Fruktosesirup zurückgegriffen.

Verträglichkeit von Süßungsmitteln bei Fruktoseunverträglichkeit

GUT VERTRAGEN WERDEN	HIER IST AUSTESTEN ANGESAGT	MEIST UNVERTRÄGLICH
Traubenzucker	Haushaltszucker	Fruchtzucker
Malzzucker	Puderzucker, Vanillezucker	Honig
Milchzucker	Gelierzucker	Zuckeraustauschstoffe:
Reissirup	Rohrzucker, Roh-Rohrzucker	• Sorbit E 420
Dinkelsirup	Kandis	• Isomalt E 953
Süßstoffe:	Ahornsirup	• Maltit E 421
• Saccharin (E 954)	Zuckerrübensirup	• Laktit E 966
• Cyclamat (E 952)	Zuckeraustauschstoffe:	Agavendicksaft
• Stevia (E 960)	• Xylit (E 967)	Agavensüße
• Aspartam (E 951)	(Birkenzucker, Xucker)	Apfel- und Birnendicksaft
• Acesulfam-K (E 950)	• Erythriol/Erythrit	
• Thaumatin (E 957)	(E 968) (Sucolin, Sukrin)	

Lesen Sie die Zutatenlisten! Bei verpackten Lebensmitteln gibt die Zutatenliste Auskunft darüber, ob Fruktose, Zucker oder Zuckeraustauschstoffe darin enthalten sind. Steht auf der Verpackung „zuckerfrei", bedeutet dies nur, dass kein Haushaltszucker zugefügt wurde. Das Produkt kann sowohl natürlichen Zucker enthalten als auch mit anderen Süßungsmitteln gesüßt sein. Fruchtzucker versteckt sich in einer Menge industriell produzierter Nahrungsmittel.

Noch Fragen offen?
Bitte kontaktieren Sie uns gerne!
http://lecker-ohne.de/expertenforum

Beispiele:
- Fitnessriegel (ohne Zuckerzusatz): Haferflocken, getrocknete Apfelstücke, Haselnüsse, Rosinen, Apfelsaftkonzentrat, Öl pflanzlich, Honig, Oligofruktose
- Barbecuesauce: Tomatenketchup, Mangopüree, Trinkwasser, Zucker, Honig, modifizierte Stärke, Speisesalz, Gewürze, Sojaöl, Glukosesirup, Raucharoma

Bezeichnungen für fruktosehaltige Süßungsmittel in der Zutatenliste von Lebensmitteln

- Fruktose, Fruchtzucker
- Maissirup (high Fruktose corn sirup)
- Fruktosesirup
- Fruktose-Glukose-Sirup
- Zuckeraustauschstoff
- Stärkesirup
- Invertzucker, Kunsthonig
- Apfel-/Birnenkraut
- Dicksaft

Hier ist besonders viel Fruchtzucker drin!
- Obst, Obstsaft, Nektar
- Kompott, Marmelade, Gelee
- Obstkonserven, Trockenfrüchte
- Limonade, Eistee
- Wellnessgetränke
- Back- und Süßwaren
- Eiscreme
- Müsliriegel
- Cerealienmischungen
- Fruchtjoghurt, Fruchtgrütze

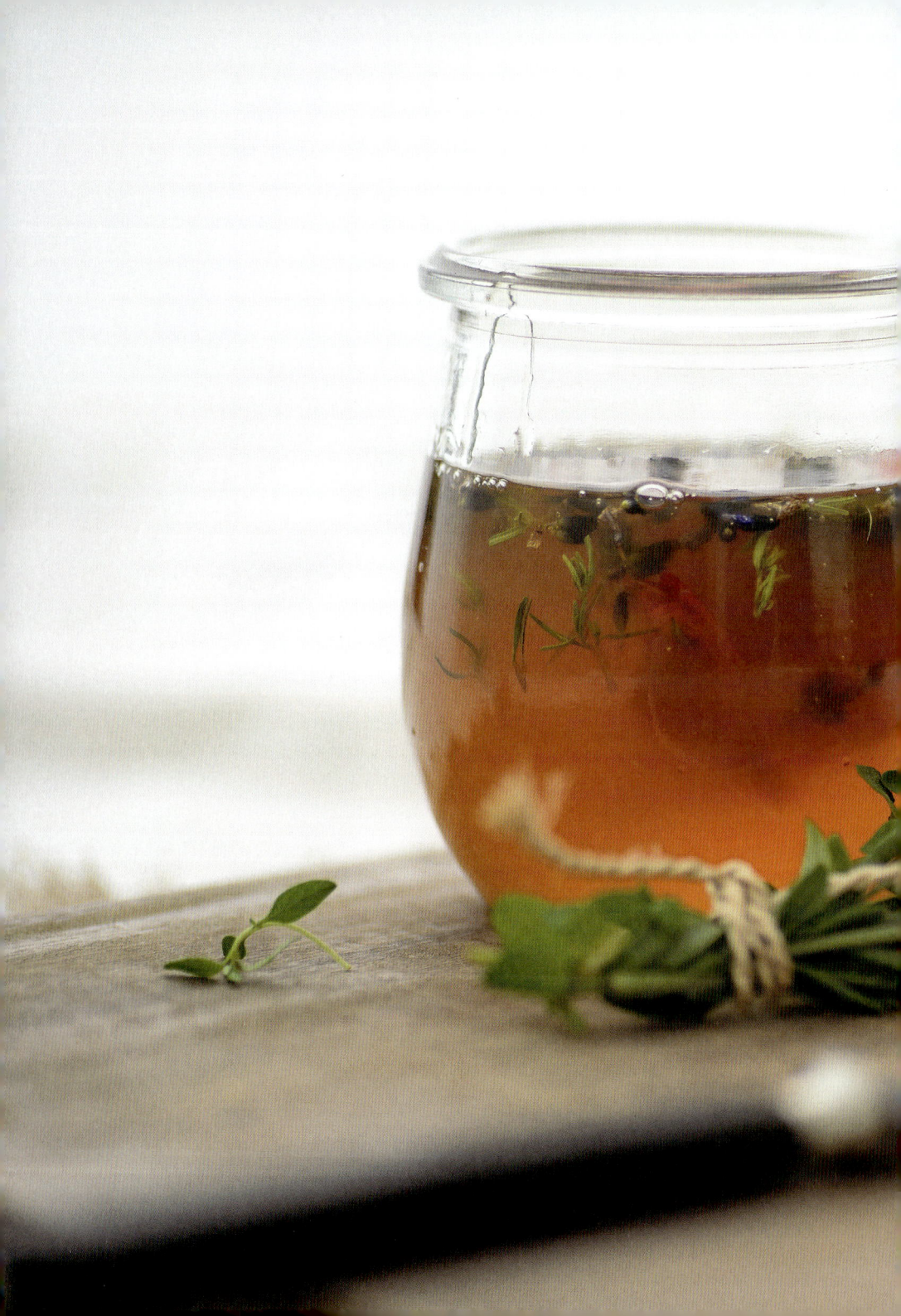

FRUCHTZUCKER-UNVERTRÄGLICHKEIT ERFOLGREICH BEHANDELN

Vermutlich haben sich Ihre Beschwerden im Zuge der Diagnose-findung schon etwas gebessert, doch für eine nachhaltig erfolgreiche Behandlung ist es wichtig auszutesten, wie viel Fruktose Sie über-haupt vertragen. Denn Sie wollen ja in Zukunft ein möglichst beschwerdefreies Leben führen, ohne Fruktose ganz meiden zu müssen. In der Ernährungsberatung geht man nach einer erprobten Strategie vor, die im folgenden Kapitel beschrieben wird.

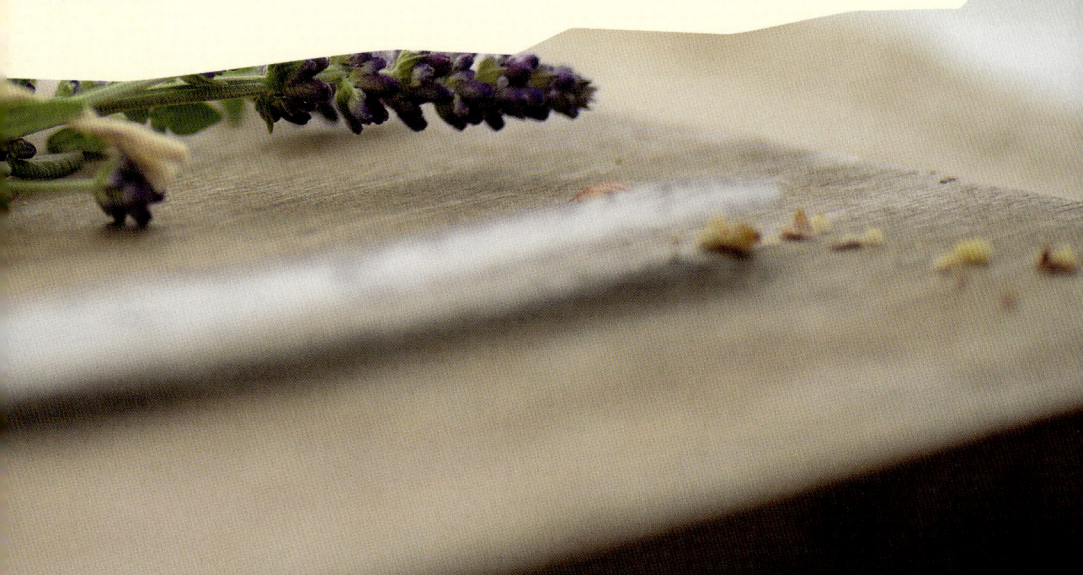

Ernährungsumstellung in drei Phasen

Mir ist schon klar, dass ich jetzt austesten muss, welche Lebensmittel ich vertrage und welche nicht. Dazu muss ich aber erst einmal einen Überblick darüber haben, welche Lebensmittel überhaupt Beschwerden bei mir auslösen und welche Menge Fruktose ich vertrage. Wie finde ich das heraus? Gibt es hierzu Listen?

Ist die Fruktoseunverträglichkeit durch eine ärztliche Diagnose bestätigt, muss nun individuell ermittelt werden, wie viel Fruktose Sie vertragen. Dazu hat sich ein Vorgehen in drei Phasen bewährt, das wir Ihnen in diesem Kapitel vorstellen werden.

In der Karenzphase verzichten Sie rund zwei Wochen so weit wie möglich auf Fruktose und Sorbit.

In der Testphase essen Sie wieder Fruktose, aber sehr gezielt und in kleinen Mengen. So testen Sie Ihre individuelle Verträglichkeit. Diese Phase dauert sechs bis acht Wochen.

Damit haben Sie die Grundlage für eine **langfristige fruktosearme Ernährung.** Sie wissen, welche Lebensmittel Sie vertragen und worauf Sie achten müssen, so können Sie in Zukunft lecker und beschwerdefrei essen.

Das Ernährungs- und Symptomprotokoll

Die Grundlage für die Ernährungsumstellung bildet das bereits erwähnte Ernährungs- und Symptomprotokoll (siehe S. 31). Damit werden mögliche Zusammenhänge zwischen den Beschwerden und den verzehrten Speisen sichtbar. Ein Symptomprotokoll ist die Basis jeder guten Ernährungstherapie, da es durch dieses Protokoll gelingt, die Zusammenhänge zwischen Ernährungsgewohnheiten und Beschwerden deutlich darzustellen. Es ist auch

Ausgangspunkt für die diätetischen Maßnahmen, die Ihr Arzt oder Ihr Ernährungsexperte für Sie erarbeiten soll.

Sie können natürlich selbst eine solche Liste anlegen, doch es geht einfacher: Im Internet finden Sie praktische Vorlagen, die Sie bequem herunterladen und ausdrucken können.

Beispiel für ein Ernährungs- und Symptomprotokoll

UHRZEIT	WO GEGESSEN?	LEBENSMITTEL	GETRÄNKE	BESCHWERDEN
7:00	Zu Hause am Esstisch	1 Weizenbrötchen Butter 1 EL Honig 1 Scheibe Gouda	1 Kaffee mit Milch und Zucker	8:30 Uhr Blähungen und Bauchschmerzen

Hier finden Sie ein Ernährungs- und Symptomprotokoll zum Ausdrucken.
http://lecker-ohne.de/2530

Ab jetzt gönne ich mir eine Pause! – Die Karenzphase

Ich hätte nicht gedacht, wie viel Fruchtzucker in unseren Lebensmitteln und Speisen steckt. Ich muss mich ganz schön umstellen. Dafür sind dann aber hoffentlich die Beschwerden weg. Dass nebenbei zu essen nicht gesund ist, weiß ich eigentlich schon länger, aber es fällt mir nicht immer leicht, mir Ruhe zu gönnen. Warum eigentlich? Ich probiere es mal aus! In Ruhe das leckere Frühstück genießen und mittags mal abschalten vom Büroalltag. Ich glaube, es lohnt sich!

!

Karenzphase
(ca. 2 Wochen):
Verzichten Sie so
weit wie möglich
auf Fruchtzucker
und auch auf
Sorbit.

In der Karenzphase wird die Aufnahme von Fruktose und Sorbit drastisch reduziert, außerdem werden nur Lebensmittel gegessen, die gut verträglich sind. So entsteht Ruhe im Bauch, Sie haben seltener Blähungen und Bauchschmerzen. Etwa zwei Wochen sollte die Karenzphase dauern – viel länger aber nicht! Wenn dann die Beschwerden deutlich weniger geworden sind, können Sie mit der Testphase beginnen.

Viel Auswahl in der Karenzphase

Haben Sie keine Angst vor extremen Einschränkungen. Die Auswahl der Lebensmittel, die in der Karenzphase erlaubt sind, ist groß, Sie sind gut versorgt. Die folgende Liste können Sie als Einkaufshilfe nutzen.

Die Liste können Sie außerdem
downloaden.
http://lecker-ohne.de/2532

Einkaufshilfe für die Karenzphase

LEBENSMITTELGRUPPE	ART
Getränke	Mineral-, Tafel- und Heilwasser ohne oder mit wenig Kohlensäure Früchte- und Kräutertee, Kaffee, Getreidekaffee, schwarzer und grüner Tee, Mineralwasser mit Aroma (ungesüßt)
Gemüse (natur, frisch oder tiefgekühlt)	Blumenkohl, Chinakohl, Broccoli, Gurken, Spinat, Zucchini, Spargel, Möhren, gegarte Pilze, Kürbis, Mangold, Pastinaken, Oliven, gelbe und rote Paprika, Tomaten, rote Bete, Feldsalat, Blattsalate, Zuckererbsen, Kartoffeln
Obst und Nüsse (natur, frisch oder tiefgekühlt)	Banane, Rhabarber, Avocado Nüsse, Kokos, Samen
Getreide und Getreide-produkte	Weißbrot, Mischbrot, Vollkornbrot (fein gemahlen), Weizen-, Dinkel-, Roggenbrötchen, Weizen-, Dinkel-, Roggenmehl, Hafer- und Getreideflocken, Cornflakes und Dinkelflakes (ungezuckert), Reis-, Mais- und Dinkelwaffeln
Milch und Milchprodukte (natur, ohne Zusätze wie Frucht oder Zucker)	Trinkmilch, Buttermilch, Dickmilch, Kefir, Joghurt, Quark, Frisch-käse, Weich-, Schnitt- und Hartkäse, Mandelmilch, Reismilch, Hafermilch
Fleisch, Geflügel, Fisch, Ei, Wurst	alle Sorten ohne Zusätze
Fett und Öle	alle Pflanzenöle, Butter, Margarine
Snacks	Salzstangen, Nüsse, Traubenzucker, fruktosearme Schokolade und Süßwaren (z. B. Frusano, Frankonia)
Sonstige	Gewürze, Kräuter, Salz, Essig, scharfer und mittelscharfer Senf, Mayonnaise, Brühpulver, Hefe, Backpulver, Gelatine
Süßungsmittel	Traubenzucker, Reissirup, Dinkelsirup, Süßstoffe: Saccharin, Cyclamat, Stevia, Aspartam, Acesulfam, Thaumatin

Viele leckere Lebensmittel stehen auf der Liste der Karenzphase, z. B. Mangold.

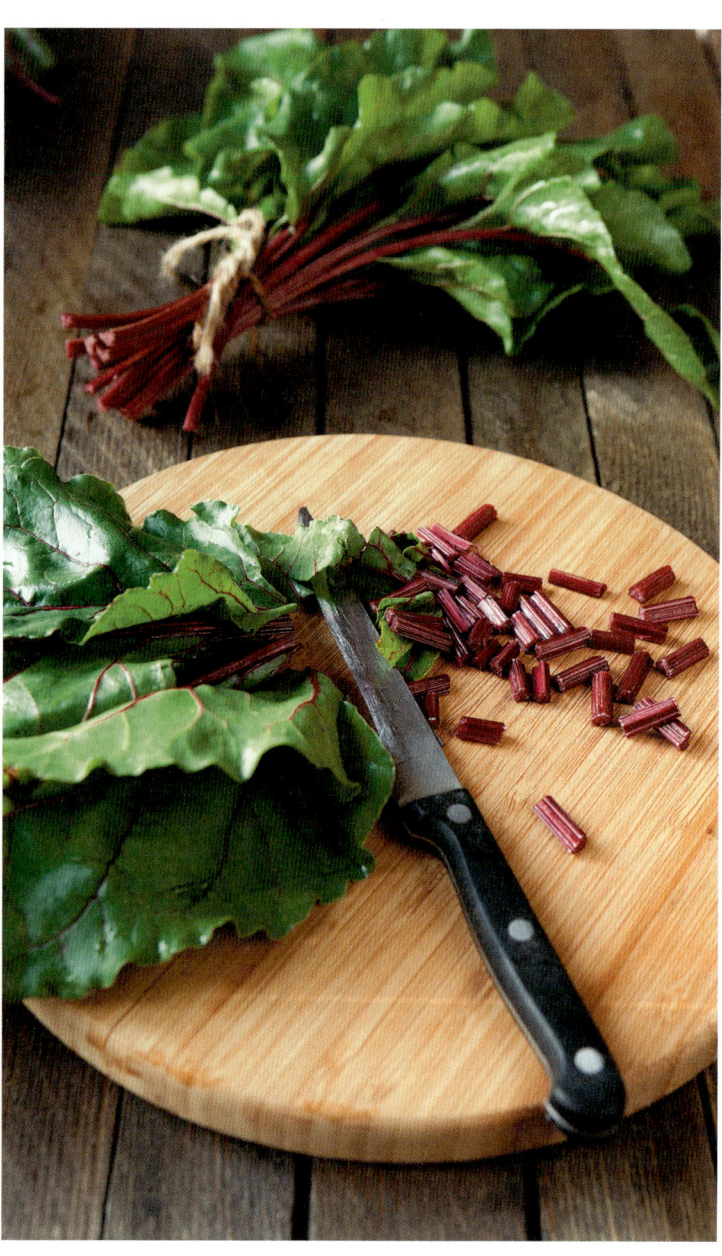

Ein abwechslungsreicher Wochenplan

Der folgende Wochenplan zeigt Ihnen, wie abwechslungsreich Sie während der Karenzphase essen können. Die Tage und Speisen können Sie natürlich ganz nach Belieben untereinander austauschen. Möchten Sie andere Zutaten verwenden, finden Sie in der Lebensmitteltabelle auf Seite 40 eine große Auswahl an Lebensmitteln, die für die Karenzphase geeignet sind. Die Lebensmittel aus den Kategorien „Testphase" und „Meist unverträglich" können Beschwerden verursachen, daher sollten Sie sie in der Karenzphase meiden.

Beispiel für einen Wochenplan in der Karenzphase

1. TAG	2. TAG
Frühstück	**Frühstück**
Weizenbrötchen mit Butter oder Margarine und Rhabarber-Bananen-Konfitüre (Rezept S. 60)	Knuspermüsli (Rezept S. 54)
Zwischenmahlzeit	**Zwischenmahlzeit**
Buttermilch-Smoothie (Rezept S. 61)	Joghurt mit Banane und Sesam
Mittag	**Mittag**
Spaghetti mit Zucchinirahm (Rezept S. 66)	Hähnchenbrust mit Möhrengemüse und Reis
Zwischenmahlzeit	**Zwischenmahlzeit**
Milchkaffee (evtl. mit Traubenzucker bzw. Süßstoff gesüßt) und Reiswaffel	Quark mit Traubenzucker bzw. Süßstoff und echtem Kakaopulver
Abends	**Abends**
Kürbissuppe (Rezept S. 61) mit Baguette	Roggenbrot und Käsesalat mit Walnüssen (Rezept S. 68)

3. TAG	4. TAG
Frühstück	**Frühstück**
Knäckebrot mit Frischkäse und Reissirup	Orientalisches Porridge (Rezept S. 56)
Zwischenmahlzeit	**Zwischenmahlzeit**
Gurkenshake (aus Kefir, Gurke und Dill)	Kakao aus Milch und echtem Kakaopulver, mit Traubenzucker bzw. Süßstoff
Mittag	**Mittag**
Spinat mit Kartoffeln und Rührei	Schweinesteak mit Blumenkohlröschen und Nudeln
Zwischenmahlzeit	**Zwischenmahlzeit**
Schokopudding (Rezept S. 72)	Gebackene Banane mit Reissirup
Abends	**Abends**
Brot mit Frischkäse und Räucherlachs	Knäckebrot mit Rote-Bete-Creme (Rezept S. 66)

5. TAG	6. TAG
Frühstück	**Frühstück**
Toast mit Karamellcreme (Rezept S. 58)	Feiner Mandelgrieß (Rezept S. 57)
Zwischenmahlzeit	**Zwischenmahlzeit**
Quark mit Traubenzucker und gerösteten Kokosraspeln	Mischbrot mit Tomate, Mozzarella und Basilikum
Mittag	**Mittag**
Gurkencremesuppe mit Lachs (Rezept S. 62)	Curryeintopf mit Reis (Rezept S. 64)
Zwischenmahlzeit	**Zwischenmahlzeit**
Milchreis mit Zimt und Traubenzucker	Rhabarber-Haselnuss-Crumble (Rezept S. 74)
Abends	**Abends**
Pita mit Pikantem Hüttenkäse (Rezept S. 68)	Sandwich mit Avocado und Ei (Rezept S. 70)

7. TAG

Frühstück

Cornflakes (ohne Zucker) mit Banane und Milch

Zwischenmahlzeit

Joghurt mit Reissirup und gerösteten Sonnenblumenkernen

Mittag

Hirse-Spinat-Gratin (Rezept S. 65)

Zwischenmahlzeit

Quarkwaffeln (Rezept S. 73)

Abends

Roggenbrot mit Quark, Gurke, Tomate und Käse

Getränke für die Karenzphase

In der Karenzphase sollten Sie vor allem Mineralwasser trinken, vorzugsweise stilles. Tee und Kaffee können Sie mit Traubenzucker, Reissirup oder Süßstoff süßen.

- Mineralwasser
- Kaffee
- Getreidekaffee
- Schwarzer und grüner Tee
- Kräutertee
- Früchtetee
- Rooibos-Eistee (Rezept S. 76)
- Aromawasser (Rezept S. 76)

Den Wochenplan können Sie sich hier nochmal ausdrucken – und beispielsweise an Ihre Kühlschranktür heften!
http://lecker-ohne.de/2533

!

Nicht immer ist es nur der Fruchtzucker, der die Symptome verursacht!

Wenn alles nicht hilft ...

Sie haben sich zwei Wochen genau an die Regeln gehalten, doch die Symptome haben sich nur wenig gebessert, wenn überhaupt? Ist dies der Fall, müssen Sie Ihre Strategie überdenken.

*   Schränken Sie die Fruktosemenge auf keinen Fall weiter ein. Dies führt langfristig zu einer Verschlimmerung des Beschwerdebildes.
*   Bei leichteren Beschwerden starten Sie noch einmal mit einem Ernährungs- und Symptomprotokoll. So lassen sich Ernährungsfehler am einfachsten aufspüren.
*   Wer vor der Diagnosestellung schon lange an Darmbeschwerden litt, dessen Darmflora benötigt mehr Zeit, um wieder das Gleichgewicht zu finden. Kommt Unruhe oder Stress dazu, schlägt dies zusätzlich auf die Verdauung, und es dauert noch länger, bis die Beschwerden vollständig verschwinden.
*   Wenn sich die Beschwerden auch über einen längeren Zeitraum gar nicht verändern, sollten Sie vom Arzt abklären lassen, ob weitere Unverträglichkeiten wie Laktose- oder Histaminintoleranz, Zöliakie oder eventuell ein Reizdarmsyndrom vorliegt.

Hier erhalten Sie Information zu anderen Unverträglichkeiten.
http://lecker-ohne.de

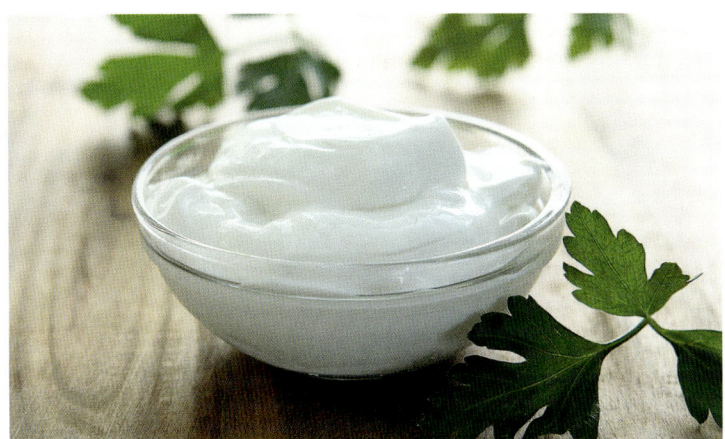

Probiotika wie Joghurt können unsere Darmflora wieder ins Gleichgewicht bringen.

Probiotika verbessern die Darmflora

Bleibt die Fruktoseunverträglichkeit über einen längeren Zeitraum unentdeckt, kann die Darmflora beeinträchtigt werden. Durch die unzureichende Aufnahme an Fruktose im Dünndarm gelangt der Zucker in den Dickdarm und führt dort zur Fehlbesiedelung mit Dickdarmbakterien, die für Darmstörungen wie Blähungen verantwortlich sind. Sollten trotz fruktosearmer Ernährung die Darmstörungen nicht ganz verschwinden, lohnt sich eine „Darmsanierung" mit Probiotika.

Probiotika sind Lebensmittel wie Joghurt, Quark oder Kefir, die zum Beispiel Milchsäurebakterien (Lactobacillus casei und Bifidus-Bakterien) enthalten. Diese Bakterien begünstigen unsere Darmflora auf natürlichem Wege und bringen sie wieder ins Gleichgewicht.

Lebensmittelliste für die Karenzphase und die Testphase

Die folgende Tabelle zeigt Ihnen, welche Lebensmittel in welcher Phase gut geeignet sind. Neben dem Fruktosegehalt ist auch der Sorbitgehalt berücksichtigt (siehe Seite 25). Außerdem wurde beachtet, ob Lebensmittel blähende Wirkung haben oder erfahrungsgemäß bei vielen Menschen Unverträglichkeiten auslösen.

	MEIST VERTRÄGLICH; GEEIGNET FÜR DIE KARENZPHASE	INDIVIDUELL VERTRÄGLICH; GEEIGNET FÜR DIE TESTPHASE	MEIST UNVERTRÄGLICH
Milch und Milch- produkte	Milch, Buttermilch, Joghurt, Quark, Kefir, Dickmilch, Sahne, Crème fraîche, alle Käsesorten	Fruchtjoghurt, Fruchtmilch, Eiscreme	mit Zuckeraustausch- stoffen gesüßte Milchprodukte
Fleisch/Fisch	alle Sorten Fleisch, Fisch und Wurst (ohne Zusätze)	Fischkonserven mit Zuckerzusatz (z. B. Hering in Tomatensauce)	
Eier	gekochtes Ei, Rührei, Spiegelei, Omelette	Pfannkuchen und Crêpes mit Zucker zubereitet	
Fette, Öle	alle Sorten		
Vegetari- sche/Vegane Produkte	Mandelmilch, Reismilch, Hafermilch (alle ungesüßt)	Tempeh, Tofu, Sojagranulat, Sojamilch, aus Soja herge- stellter Fleisch-/Wurstersatz	
Obst/Nüsse	Avocado, Banane, Rhabarber alle Nüsse und Samen, Kokos	Ananas, Aprikosen, Erdbeeren, Grapefruit, Pfirsich, Nektarine, Himbee- ren, Brombeeren, Heidelbee- ren, Mandarine, Orange, Mandarine, Papaya, Kiwi, Sauerkirsche, Zitrone, Limette	Äpfel, Birnen, Feigen, Weintrauben, Pflaumen, Rosinen, Trockenfrüchte, Riegel aus Trockenfrüch- ten
Gemüse	Blumenkohl, Chinakohl, Broccoli, Gurke, Spinat, Zucchini, Spargel, Möhren, gegarte Pilze, Kürbis, Mangold, Pastinaken, Oliven, gelbe und rote Paprika, Tomaten, Rote Bete, Feldsalat, Blattsalate, Zuckererbsen, Kartoffeln	Aubergine, Chicorée, Grünkohl, Rosenkohl, Weißkohl, Wirsing, Kohlrabi, Sauerkraut, Mais, Zwiebeln, Lauch, Knoblauch, Bohnen, Schwarzwurzeln, Artischo- cken, Fenchel Hülsenfrüchte wie Linsen, Kichererbsen, Erbsen, Bohnen, Kidneybohnen	rohe Pilze
Brot, Brötchen, Gebäck	alle Sorten Brot und Brötchen aus fein gemahlenen Mehlen, ungezuckert, Kuchen und Gebäck mit verträglichen Süßungsmitteln gebacken	grobes Vollkornbrot, süße Brötchen, Kuchen, Torten, Gebäck, Kekse	Rosinenbrötchen, Müslibrot oder Müsli- brötchen mit Trocken- früchten

	MEIST VERTRÄGLICH; GEEIGNET FÜR DIE KARENZPHASE	INDIVIDUELL VERTRÄGLICH; GEEIGNET FÜR DIE TESTPHASE	MEIST UNVERTRÄGLICH
Süßig-keiten/ Knabber-artikel	Traubenzucker, fruktosearme Schokolade, Süßwaren, Salzstangen, Knabbergebäck	Schokolade, Bonbons, Nougat, Marzipan, Frucht-gummi, Lakritz, Konfitüre aus verträglichem Obst, mit Traubenzucker zubereitet	zahnfreundliche Bonbons, Kaugummi mit Zuckeraustauschstoffen, zuckerfreie Schokolade, Süßwaren mit Zucker-austauschstoffen, Fruchtgummis aus Fruchtsaft, Konfitüre
Süßungs-mittel	Traubenzucker, Malzzucker, Milchzucker, Reissirup, Dinkelsirup **Süßstoffe:** Saccharin, Cyclamat, Stevia, Aspartam, Acesulfam, Thaumatin	Haushaltszucker, Puder-zucker, Vanillezucker, Gelierzucker, Rohrzucker, (Kandis), Ahornsirup, Zuckerrübensirup, **Zucker-austauschstoffe:** Erythrit, Xylit	Fruchtzucker, Honig, Agavendicksaft, Agavensüße, Apfel- und Birnendicksaft, **Zuckeraustauschstoffe:** Sorbit, Isomalt, Maltit, Laktit
Getränke	Mineralwasser ohne bzw. mit wenig Kohlensäure, Kaffee, Getreidekaffee, Tee (schwarz, grün, Kräuter, Früchte), Light-Limonaden, ausschließ-lich mit Süßstoff gesüßt, Bier, klare Spirituosen	Mineralwasser mit Kohlen-säure, Saftschorle aus verträglichen Obstsorten, Cola, Limonaden, Malzbier, trockene Weine, Likör	Fruchtsäfte, gezuckerter Instant-Tee, gezuckerter Instant-Kaffee, Sportlergetränke, Wellnessgetränke, Aromawasser mit Fruktose oder Zuckeraus-tauschstoffen, Süßweine, Cocktails mit Säften
Gewürze/ Sonstiges	alle Gewürze, Essig, scharfer und mittelscharfer Senf, Mayonnaise, Instantbrühe, Hefe, Backpulver, Gelatine	Tomatenketchup, Cocktail-sauce, süßer Senf, Würz-saucen, Agar-Agar, Instant-Puddingpulver, Back-mischungen	Curryketchup, Barbecue-sauce

Die Lebensmittelliste können Sie sich hier nochmal ausdrucken.
http://lecker-ohne.de/2531

!

Testphase
(6–8 Wochen):
Sie ermitteln Ihre
individuelle Fruk-
tosetoleranz bezie-
hungsweise
Fruktose-Intole-
ranz-Schwelle,
indem Sie kleine
Mengen Frucht-
zucker zu sich
nehmen und beob-
achten, welche kör-
perlichen Sympto-
me auftreten.

Ich traue mich wieder Obst zu essen! – Die Testphase

Endlich fühle ich mir wieder wohl und meine Laune wird immer besser. Manchmal meldet sich mein Bauch und grummelt leicht, doch das vergeht wieder und den Grund dafür kenne ich. Sollte ich nicht sicherheitshalber bei dieser Karenzphase bleiben? Was passiert, wenn ich wieder andere Gemüse- und Obstsorten esse? Allerdings vermisse ich manche Früchte schon sehr. Ach, ein leckeres Brötchen mit Erdbeerkonfitüre oder Vanilleeis mit frischen Himbeeren … Soll ich mich trauen?

Jetzt heißt es ausprobieren! Ziel der Testphase ist es, möglichst viele Lebensmittel wieder in den Speiseplan aufzunehmen. Nur so ist er abwechslungsreich und es ist sichergestellt, dass Sie ausreichend mit allen Nährstoffen versorgt werden. Dabei ist es besonders wichtig, Ihre individuelle Verträglichkeit in Einklang mit einem entspannten Verhältnis zu Essen und Trinken zu bringen. Auch Angst, dass eine Mahlzeit Beschwerden verursacht, kann auf den Magen schlagen. In der Tabelle auf Seite 39 finden Sie eine große Auswahl an Lebensmitteln, die Sie nun testen können.

In der Testphase ist es sehr hilfreich, weiterhin ein Ernährungsprotokoll zu führen (S. 31). So lassen sich verträgliche Obstsorten und -mengen leicht feststellen.

Nehmen Sie das Obst und das Gemüse, das Sie testen, nicht pur zu sich. Essen Sie es am besten zusammen mit eiweiß- und fetthaltigen Lebensmitteln, diese verbessern die Verträglichkeit. Gute Kombinationsmöglichkeiten für Obst und Gemüse sind:

- Obst mit Joghurt
- Obst mit Käsewürfel
- Obst als Dessert zum Beispiel mit Grießbrei
- Obst zum Frühstück ins Müsli
- Gemüse mit Butter oder mit Soße
- Gemüsesticks mit Kräuterquark

Essen außer Haus

Vielen Menschen mit Fruktoseunverträglichkeit trauen sich nicht mehr, außer Haus zu essen. Zum einen haben sie Angst vor versteckter Fruktose in Lebensmitteln, zum anderen befürchten sie, plötzlich auf die Toilette zu müssen. Die folgende Tabelle soll Ihnen bei der Auswahl Ihrer Lebensmittel ein wenig Sicherheit geben.

Essen außer Haus – was geht, was nicht?

	FRUKTOSEARM	VORSICHT!	FRUKTOSEREICH
Frühstücksbuffet	• Brot, Brötchen, Croissants • Wurst, Käse, Räucherlachs, Kräuterquark, Rührei • Naturjoghurt, Quark natur • Haferflocken, Nüsse	• Geflügelsalat, Krabbensalat (enthalten oft Früchte)	• Rosinenbrot, süßes Gebäck, Honig, Marmelade, Obst, Obstsäfte, Fruchtjoghurt
Imbiss	• Pommes, Mayonnaise, Bratwurst, Döner, Gyros	• Krautsalat (enthält Zucker)	• Tomatensauce, Barbecuesauce, Schaschliksauce
Bäckerei	• belegte Brötchen, Laugengebäck, überbackene Käsebrötchen		• Rosinenbrötchen, süßes Gebäck
Restaurant	• Salat mit Essig und Öl oder mit Joghurtdressing • klare Suppen • Fleischgerichte, Fischgerichte natur, alle Beilagen, Gemüse natur	• Vinaigrette (enthält oft Zucker, Honig) • Toast oder Pizza Hawaii (mit Ananas)	• Rotkohl, Sauerkraut (enthalten Früchte, Zucker) • Desserts

Tipps für die Testphase

- Traubenzucker verbessert die Aufnahme von Fruktose im Dünndarm. Jedoch kann auch eine große Menge Traubenzucker Probleme bereiten. Deshalb bevorzugen Sie besser fruktosearmes Obst und genießen mit Traubenzucker gesüßte Speisen in normalen Mengen.
- Wählen Sie pro Tag nur ein neues Lebensmittel aus der Tabelle (S. 39) zum Austesten aus. Die Obstsorten mit einem günstigen Verhältnis von Glukose zu Fruktose (in der mittleren Spalte) eignen sich für die ersten Versuche.
- Lebensmittel, die Blähungen verursachen, wie Zwiebeln, Kohl und Hülsenfrüchte, testen Sie einzeln aus.
- Haushaltszucker besteht zu gleichen Teilen aus Glukose und Fruktose. Deshalb kann auch Haushaltszucker in der Testphase in kleinen Mengen ausgetestet werden.
- Wenn ein Lebensmittel am Anfang der Testphase nicht gut vertragen wird, lohnt sich ein zweiter Versuch nach einigen Wochen.

BLEIBEN MEIST UNVERTRÄGLICH	AUSTAUSCHMÖGLICHKEITEN
Fruchtsäfte und mit Fruktose gesüßte Getränke	Früchtetee, verträglich gesüßt Limosirup (Rezept S. 132 oder Frusano) Fruchtsaftschorle (z. B. Rhabarber)
Äpfel, Birnen, Pflaumen, Weintrauben	Obstsorten mit niedrigem Fruktosegehalt
Trockenfrüchte	evtl. getrocknete Bananen, Nüsse
Honig	Karamellcreme (Rezept S. 58) Blüten-Aufstrich (Rezept S. 126) Reissirup, Dinkelsirup
Haushaltszucker in großen Mengen	Traubenzucker

Einkaufsführer

Traubenzucker erhalten Sie in Pulverform in jedem Supermarkt und in Drogerien. Einige Produkte enthalten Vitaminzusätze, die jedoch nicht unbedingt notwendig sind. Sie sind auch meist teurer und haben eine leichte Gelbfärbung. Zum Backen von hellen Kuchenteigen oder Cremespeisen sind sie ungeeignet.

Reissirup wird in Drogerien, Reformhäusern und Bioläden angeboten. Wenn Sie ihn regelmäßig zum Süßen einsetzen, ist es günstiger, ihn in speziellen Onlineshops zu bestellen.

Gelierpulver ohne Zuckerzusatz bekommen Sie in jedem Supermarkt. Das Geliermittel ist in kleinen Tütchen abgepackt, der Zucker kann dann individuell zugegeben werden.

Fruktosearmes Gebäck, Konfitüren oder Süßwaren werden von einigen Herstellern (z. B. Werz, Frusano, 3 Pauly) angeboten. Einige Produkte sind bereits in Drogeriemärkten oder Reformhäusern zu finden, ein größeres Angebot bieten die Onlineshops.

> **!**
>
> Adressen von empfehlenswerten Onlineshops finden Sie im Anhang.

Küchentipps

* Traubenzucker hat eine geringere Süßkraft als Haushaltszucker. Für ein gutes Koch- und Backergebnis braucht man die 1,3-fache Menge an Traubenzucker.
* Speisen mit Traubenzucker haben wegen der benötigten Menge mehr Kalorien als mit Haushaltszucker gesüßte Speisen. Für Süßspeisen aus Quark oder Pudding können Sie auch eine Mischung aus Traubenzucker und Süßstoff verwenden.
* Süßstoffe sind wegen ihres geringen Volumens für die meisten Backrezepte nicht gut geeignet. Wer gerne mit Süßstoff backen möchte, sollte Teigarten auswählen, die auch ohne Zucker funktionieren, zum Beispiel Kuchen und Gebäck aus Quark-Öl-Teig oder Hefeteig.

!

Langzeiternährung: eine gesunde, fruktosereduzierte Ernährungsweise, die sich an den Symptomen orientiert.

Rundum gut versorgt – fruktosearm und genussreich

Es geht mir sehr gut, ich weiß, was ich vertrage. Mittlerweile traue ich mich auch mal, mir bis dahin unbekannte Lebensmittel zu probieren, und bin häufig positiv überrascht. Gelegentlich werde ich aber unsicher, ob ich alles richtig mache. Dann achte ich auf mein Bauchgefühl und das sagt mir direkt, was mir gut tut. Einiges vertrage ich nicht und lasse es weg. Aber ich frage mich, ob mir nicht doch einige wichtige Vitamine oder Mineralstoffe fehlen.

Gesunde Ernährung – was ist das?

Eine gesunde Ernährung sollte abwechslungsreich und vielseitig sein. So können Sie sicher sein, dass Sie sich mit allen notwendigen Nährstoffen versorgen. Denn um körperlich und geistig fit zu bleiben, brauchen wir Kohlenhydrate, Eiweiß, Fett, Vitamine und Mineralstoffe in ausreichenden Mengen. Wer sich einseitig ernährt und viele Lebensmittel weglässt, kann einen Mangel an bestimmten Nährstoffen erleiden und dadurch krank werden.

Jede Nährstoffgruppe ist für ganz besondere Aufgaben im menschlichen Körper zuständig. Kohlenhydrate, Fett und Eiweiße liefern Energie. Wasser, Mineralstoffe und Vitamine sind unentbehrlich für viele Stoffwechselprozesse, für die Blutbildung und für gesundes Wachstum. Weitere Nahrungsbestandteile sind Ballaststoffe und sekundäre Pflanzenstoffe.

- Kohlenhydrate und Fette dienen zur Deckung des Energiebedarfs, zur Aufrechterhaltung von Körpertemperatur und Stoffwechsel und für verschiedene Arbeiten wie die Muskelarbeit.
- Eiweiße und Wasser sind wichtig für den Aufbau und Erhalt des Organismus.
- Vitamine und Mineralstoffe sind nötig für das Wachstum und die Erneuerung von Zellen und Geweben.

- Ballaststoffe sind unverdauliche Kohlenhydrate und stellen somit auch keine Energie bereit. Ihre Aufgabe besteht vielmehr darin, die Transitmenge im Darm zu erhöhen und dadurch für eine gesunde Darmbewegung zu sorgen.
- Zu den sekundären Pflanzenstoffen zählen beispielsweise Farb- und Geschmacksstoffe. Sie haben auf den menschlichen Organismus eine schützende Wirkung; viele können der Entstehung von Krebs und von Herz-Kreislauf-Erkrankungen vorbeugen.

Folsäure und Zink

Als kritische Nährstoffe bei einer Fruktoseunverträglichkeit werden oft das Vitamin Folsäure und der Mineralstoff Zink genannt. Ob wirklich alle Menschen mit einer Fruktoseunverträglichkeit auch vom Mineralstoff- und Vitaminmangel betroffen sind, ist aber noch nicht bewiesen. Wenn man jedoch über lange Zeit bestimmte Lebensmittel meidet, kann es grundsätzlich auch zur Mangelernährung führen. Wenn Sie einem Mangel an Zink und Folsäure vorbeugen wollen, dann finden Sie hier die für Sie geeigneten Lebensmittelquellen.

Folsäure ist ein Vitamin, das an der Zellteilung bzw. Zellerneuerung und Blutbildung beteiligt ist. Auch in der Darmschleimhaut müssen ständig Zellen erneuert werden, schon aus diesem Grund ist es für uns ein wichtiges Vitamin, das ausreichend (täglich 400 µg) aufgenommen werden sollte.

Geeignete Folsäurequellen sind: Brokkoli, Erbsen, Eigelb, Feldsalat, Möhren, Rote Bete, Spargel, Spinat, Tomaten, Weizenkeime und mit Folsäure angereichertes Kochsalz.

Zink ist ein Spurenelement, das für viele Stoffwechselvorgänge in unserem Körper wichtig ist. Außerdem ist Zink an der Wundheilung, Blutbildung und Zellteilung beteiligt. Bei einem Zinkmangel ist die Infektanfälligkeit erhöht und der Geruchs- und Geschmacksinn kann beeinträchtigt sein. Wir brauchen täglich ca. 7–10 mg Zink.

Geeignete Zinkquellen sind: Fleisch, Fisch, Hafer, Hirse, Käse (Edamer, Gouda, Tilsiter), Linsen und Erbsen.

Zehn Regeln für eine gesunde Ernährung

Die Deutsche Gesellschaft für Ernährung (DGE) hat nach aktuellen wissenschaftlichen Erkenntnissen zehn Regeln für eine gesunde, abwechslungsreiche und genussvolle Ernährung erstellt. Für Ihre Bedürfnisse haben wir diese Regeln an die Ernährung bei einer Fruktoseunverträglichkeit angepasst. So erhalten Sie nach der Karenzphase und nach der Testphase alle lebensnotwendigen Nährstoffe.

1. Die Lebensmittelvielfalt genießen

Bringen Sie Abwechslung in Ihren Speiseplan und wählen Sie reichlich pflanzliche Lebensmittel. Energiearme Lebensmittel wie Gemüse und Vollkornprodukte liefern Ballaststoffe, Vitamine und Mineralstoffe, ohne dabei das Kalorienkonto stark zu belasten.

2. „Fünf am Tag" bei Gemüse und Obst

Gemüse ist fruktosearm. Verzehren Sie täglich mindestens 400 bis 500 Gramm Gemüse, um ausreichend mit Vitaminen und Mineralstoffen versorgt zu sein. Je nach Verträglichkeit kann Gemüse roh oder gegart auf den Tisch kommen. Auch Tiefkühlgemüse enthält reichlich Nährstoffe und wird manchmal besser vertragen. Um die wertvollen Inhaltsstoffe zu erhalten, garen Sie Gemüse schonend in wenig Flüssigkeit. Verzichten Sie auch bei einer Fruktoseunverträglichkeit nicht auf die Empfehlung, ein bis zwei Portionen Obst am Tag in den Speiseplan einzubauen. Wählen Sie entsprechend der Verträglichkeit aus, kombinieren Sie

Obst mit Milchprodukten oder essen Sie das Obst als Dessert nach einer Hauptmahlzeit.

3. Reichlich Getreide und Kartoffeln

Für eine ausreichende Versorgung mit Ballaststoffen sollten täglich Vollkornprodukte auf Ihrem Speiseplan stehen. Brot, Nudeln, Getreide und Getreideflocken sowie Kartoffeln sorgen für eine langanhaltende Sättigung und liefern uns wertvolle Vitamine, Mineralstoffe und sekundäre Pflanzenstoffe. Wenn der Darm noch gereizt ist, vertragen Sie Vollkornbrot aus fein ausgemahlenem Mehl sowie feine Getreideflocken vielleicht besser als grobe Varianten.

4. Milch und Milchprodukte täglich, Fisch ein- bis zweimal pro Woche, Fleisch, Wurst und Eier in Maßen

Um unseren täglichen Kalziumbedarf zu decken, benötigen wir am Tag drei Portionen Milchprodukte bzw. Käse, das sind zum Beispiel eine Portion Joghurt, ein Glas Milch und eine Scheibe Schnittkäse. Greifen Sie bei Milchprodukten zu den Varianten ohne Zucker oder Fruchtzubereitungen. Falls Sie vorübergehend oder dauerhaft auch auf Laktose achten müssen, greifen Sie zu laktosefreien Milchprodukten. Die meisten Käsesorten wie Camembert, Schnittkäse und Hartkäse sind von Natur aus schon laktosearm und werden meist problemlos vertragen.

Fisch enthält den wichtigen Mineralstoff Jod, fettreiche Seefische wie Hering, Lachs, Makrele und Thunfisch sind reich an den lebensnotwendigen Omega-3-Fettsäuren. Mit zwei bis drei Portionen Fleisch in der Woche sind Sie bestens versorgt mit Eisen und den wichtigen B-Vitaminen.

5. Wenig Fett und fettreiche Lebensmittel

Fette und Öle sind lebenswichtig, sie liefern aber weit mehr Energie als andere Nährstoffe. Deshalb kommt es bei dieser Lebensmittelgruppe besonders auf die Qualität und die Menge an. Verwenden Sie hochwertige Pflanzenöle wie Rapsöl oder Olivenöl. Gehen Sie sparsam mit Streichfett um. Unser Körper benötigt nur etwa 60 bis 80 Gramm Fett pro Tag. Den größeren Anteil davon nehmen wir bereits über versteckte Fette auf, zum Beispiel mit Wurst, Gebäck, Fastfood oder Fertigprodukten. Bei einer Fruktoseunverträglichkeit kann eine fetthaltige Mahlzeit die Verträglichkeit von Fruktose deutlich verbessern.

6. Mit Zucker und Salz sparsam umgehen
Gezuckerte Speisen, ob mit Haushaltszucker oder Traubenzucker gesüßt, sollten nur gelegentlich verzehrt werden, denn Zucker enthält reichlich Kalorien und fördert die Entstehung von Übergewicht. Gehen Sie mit Salz sparsam um, verwenden Sie stattdessen frische Kräuter und Gewürze.

7. Reichlich Flüssigkeit
Wir benötigen täglich mindestens 1,5 Liter Trinkflüssigkeit. Bei Sport, heißen Temperaturen, aber auch wenn wir Durchfall oder Fieber haben, brauchen wir noch mehr. Ideal ist Mineralwasser. Falls stark kohlensäurehaltige Getränke Ihre Beschwerden verstärken, greifen Sie zu Wasser mit wenig oder ohne Kohlensäure.

8. Schonende Zubereitung
Bereiten Sie Gemüse vitaminschonend zu: nicht wässern, nur kurz und in wenig Flüssigkeit dämpfen oder dünsten. Auf diese Weise bleiben der feine Geschmack und der Anteil an wichtigen Vitaminen und Mineralstoffen so gut wie möglich erhalten.

9. Sich Zeit nehmen und genießen
Gönnen Sie sich bewusst Pausen zum Essen und essen Sie nicht nebenbei. Unser Verdauungssystem mag keinen Stress. Planen Sie sich etwas Zeit ein, um die Mahlzeiten gründlich und ohne

Hektik zu kauen – das wirkt sich positiv auf den gesamten Verdauungsvorgang aus.

10. In Bewegung bleiben und auf das Gewicht achten

Bewegungsmangel ist eine der Hauptursachen für Darmträgheit und begünstigt damit die Entstehung von Bauchschmerzen und Verstopfung. Bewegen Sie sich täglich mindestens 30 bis 60 Minuten. Besonders geeignet zur Unterstützung des Verdauungssystems sind Ausdauersportarten wie zügiges Spazierengehen, Radfahren, Walken oder Schwimmen.

 Noch Fragen offen? Hier geht es wieder zum lecker-ohne-Frageforum.
http://lecker-ohne.de/expertenforum

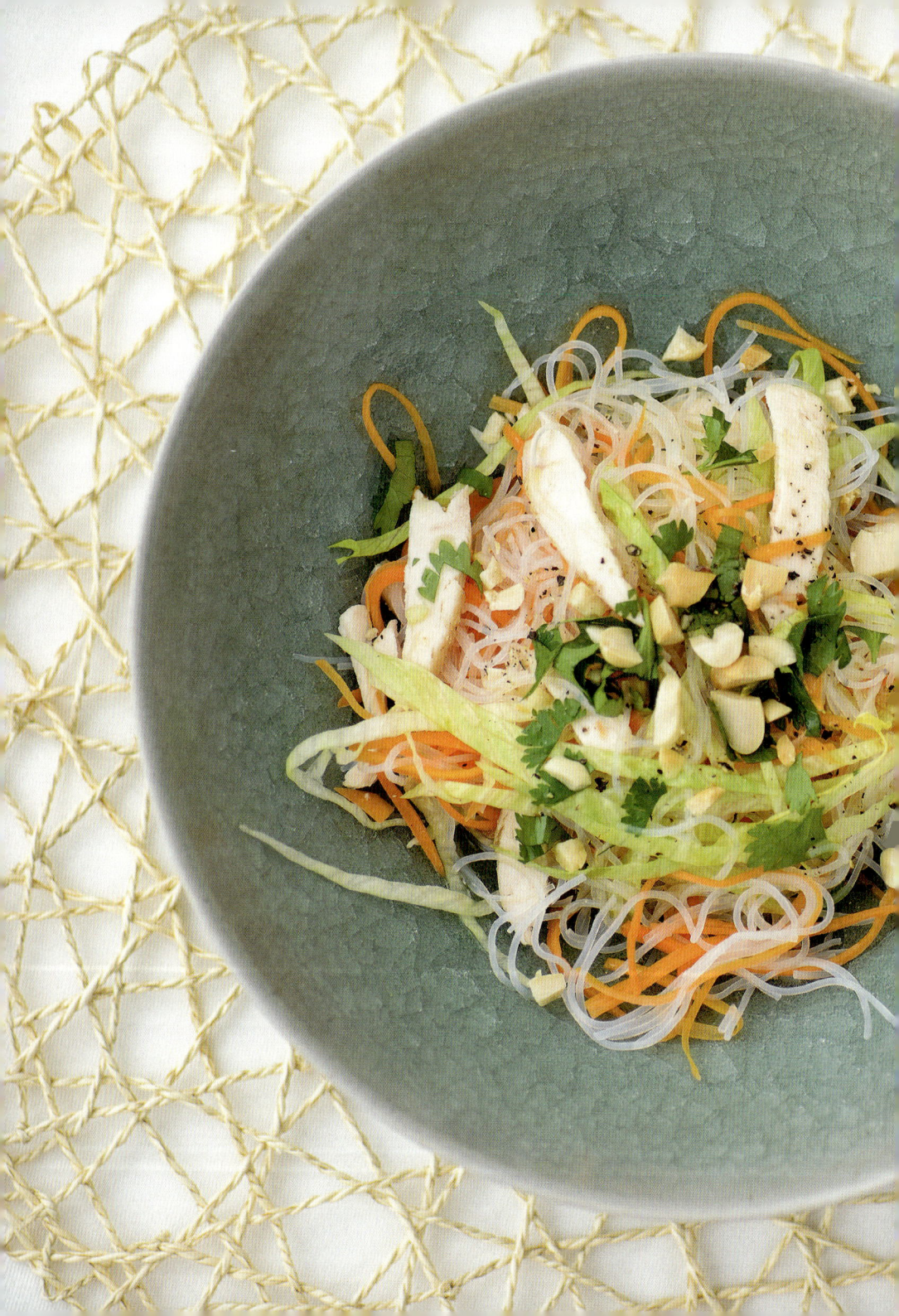

FRUKTOSEARM GENIESSEN

Die Diagnose Fruktoseunverträglichkeit bedeutet nicht, dass Sie komplett und für immer auf Lebensmittel mit Fruktose verzichten müssen – Sie sollten sie jedoch reduzieren. Eine fruktosearme Ernährung kann die Beschwerden nicht nur lindern, sondern die Verträglichkeit wieder normalisieren. In diesem Kapitel finden Sie sowohl streng fruktosearme Rezepte für die Karenzphase als auch fruktosereduzierte Rezepte für eine dauerhafte Ernährung. Sie werden sehen, dass der Genuss dabei nicht zu kurz kommt. Alle Rezepte sind einfach nachzukochen und vom Lecker-Ohne-Team geprüft!

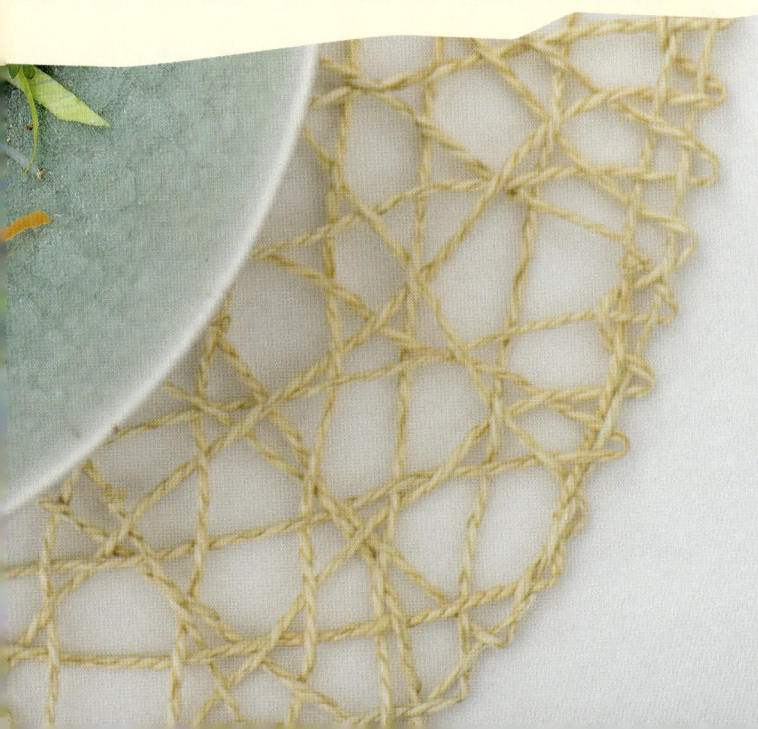

REZEPTE FÜR DIE KARENZPHASE

Die Rezepte für die Karenzphase sind weitgehend frei von Fruktose und Sorbit, das die Aufnahme von Fruktose zusätzlich hemmt. Auf Seite 39 finden Sie Zutatenlisten, mit denen Sie die Rezepte nach Belieben variieren können.

Knuspermüsli
Rezeptfoto: S. 55

Zubereitungszeit: 10 Minuten

Eine Portion enthält:

407 kcal/1706 kJ	59 g Kohlenhydrate
15 g Eiweiß	5 g Ballaststoffe
11,5 g Fett	

Zutaten für 1 Portion

2 EL Cornflakes, ungezuckert

2 EL Amaranthpops

1 EL Traubenzucker

2 EL Haferflocken

1 EL Sonnenblumenkerne

150 ml Vollmilch oder Vollmilchjoghurt

Zubereitung

1 Cornflakes und Amaranthpops mischen.

2 Den Traubenzucker in einer kleinen Pfanne schmelzen, Haferflocken und Sonnenblumenkerne darin wenden. Etwas abkühlen lassen und zum Müsli geben.

3 Mit Milch oder Joghurt mischen und servieren.

TIPP

Das Knuspermüsli lässt sich gut auf Vorrat herstellen und ist in einem fest verschlossenen Glas etwa drei Wochen haltbar.

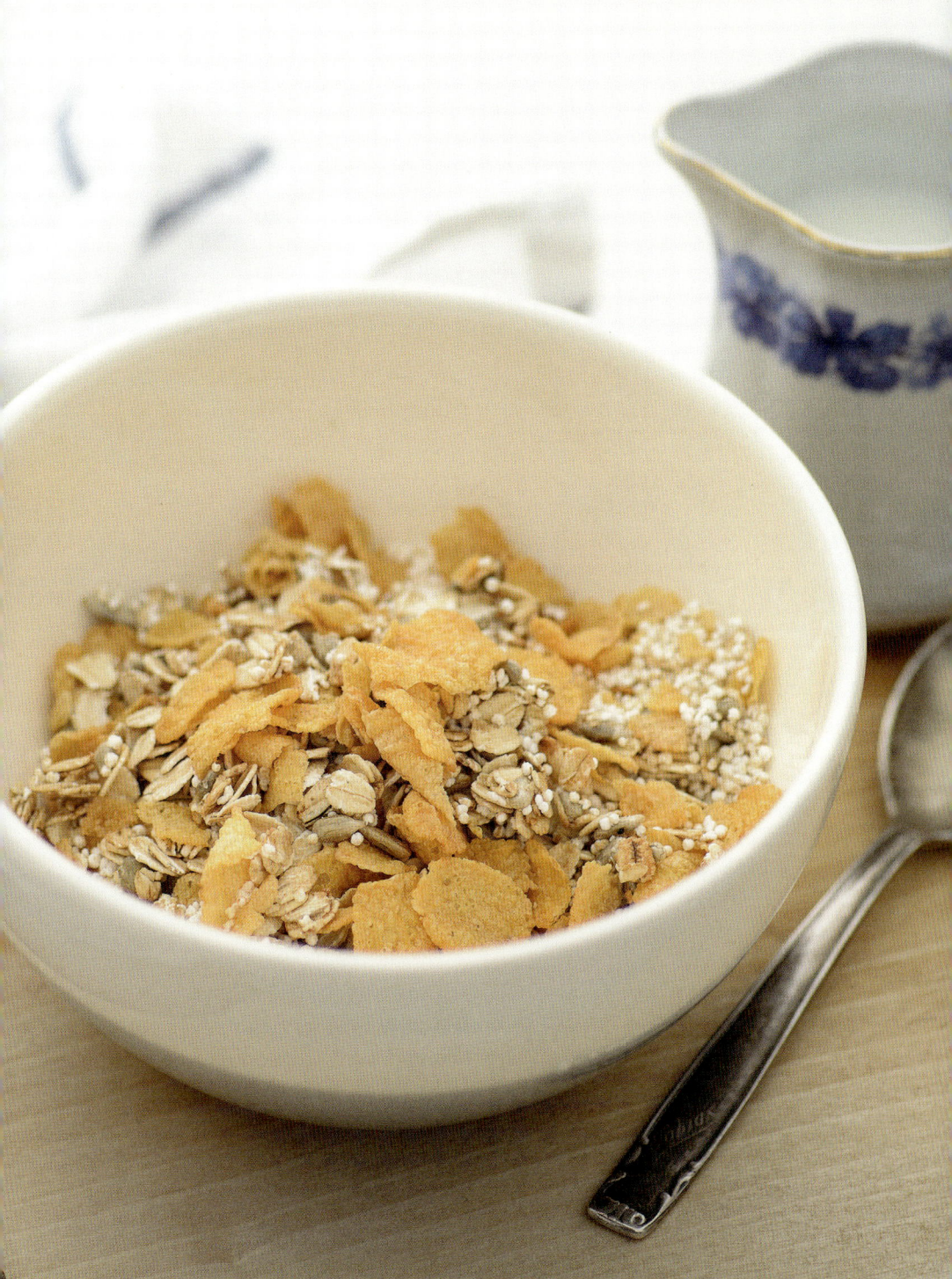

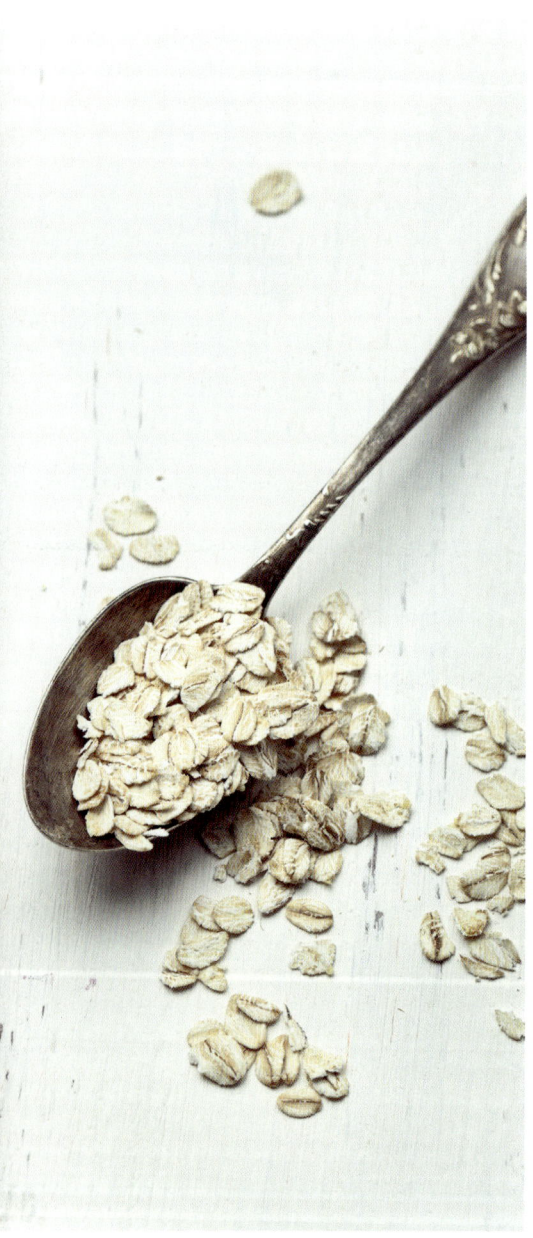

Orientalisches Porridge

Zubereitungszeit: 10 Minuten	
Eine Portion enthält:	
465 kcal/1946 kJ	66 g Kohlenhydrate
15 g Eiweiß	6 g Ballaststoffe
15 g Fett	

Zutaten für 1 Portion

40 g Haferflocken, blütenzart

200 ml Vollmilch

1 EL Reissirup

1 Prise Salz

Zimt

Kardamom

1 EL Mandelblättchen

½ Banane

Zubereitung

1 Die Haferflocken mit Milch, Reissirup und Salz in einem Topf unter Rühren zum Kochen bringen. Zimt und Kardamom zugeben und das Porridge 2–3 Minuten ziehen lassen.

2 Die Mandeln in einer beschichteten Pfanne rösten. Die Banane in Scheiben schneiden.

3 Bananen zum Porridge geben, die Mandeln drüberstreuen und warm servieren.

Feiner Mandelgrieß

**Zubereitungszeit: 15 Minuten
Quellzeit: ca. 10 Minuten**

Eine Portion enthält:

571 kcal/2390 kJ	51 g Kohlenhydrate
20 g Eiweiß	7,5 g Ballaststoffe
32 g Fett	

Zutaten für 2 Portionen

300 ml Vollmilch

100 g gemahlene Mandeln

1 Prise Salz

50 g Grieß

60 g Reissirup

Zubereitung

1 Die Milch erhitzen. Die Mandeln mit Salz und Grieß mischen, in die Milch geben und unter Rühren aufkochen lassen.

2 Den Reissirup einrühren, den Topf vom Herd nehmen und den Grieß 10 Minuten quellen lassen. Warm oder kalt genießen.

TIPP

Nach der Karenzphase können Sie zum Mandelgrieß Himbeersauce oder Heidelbeerkompott essen.

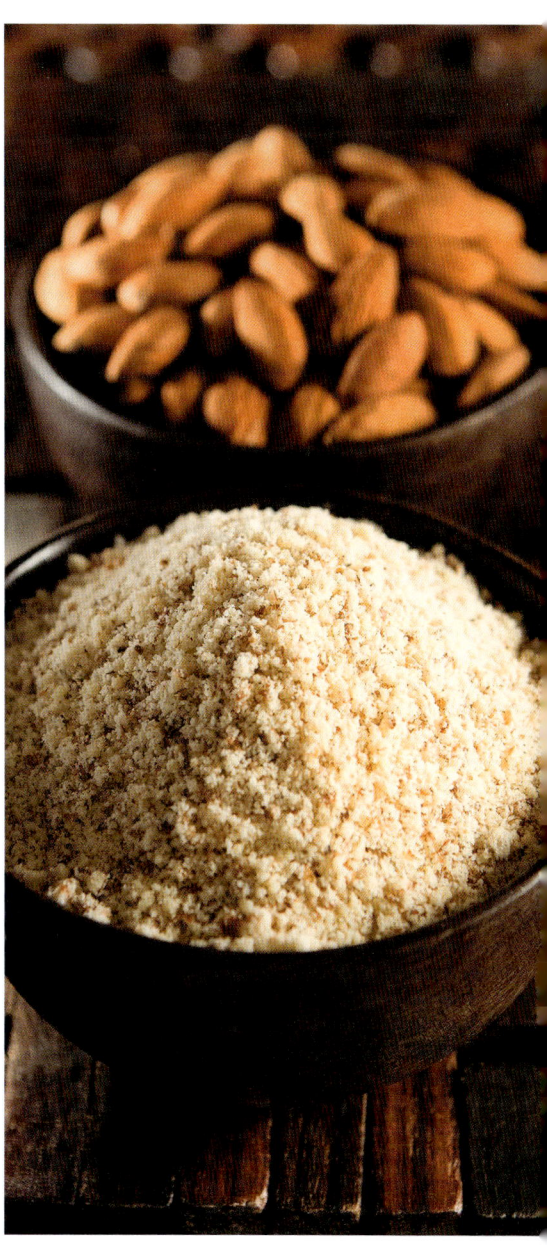

Karamell-Aufstrich

Rezeptfoto: S. 59

Zubereitungszeit: 20 Minuten

Eine Portion (ca. 30 g) enthält:

110 kcal/461 kJ	12 g Kohlenhydrate
0,5 g Eiweiß	0 g Ballaststoffe
7 g Fett	

Zutaten für 1 Glas à 250 g

200 g Reissirup

150 g Sahne

60 g Butter

½ TL Salz

1 Msp. Kardamom

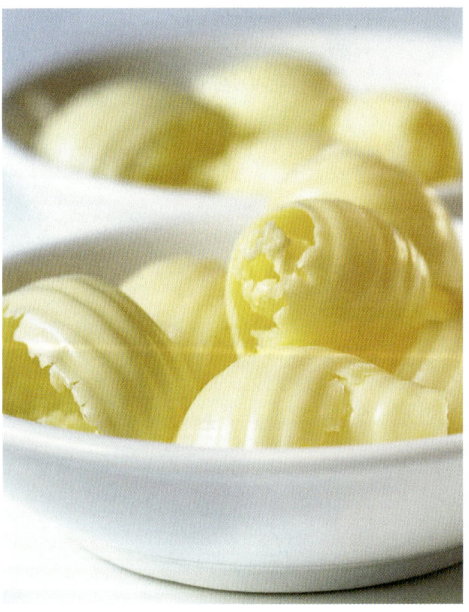

Zubereitung

1 Den Reissirup in einem kleinen Topf zum Kochen bringen (er schäumt etwas auf). Etwa 3 Minuten unter Rühren einkochen lassen – benutzen Sie zum Rühren einen Holzlöffel, der Sirup wird sehr heiß. Mit der Zeit wird der Sirup etwas dunkler und fängt an, nach Karamell zu duften.

2 Sahne, Butter, Salz und Kardamom zugeben und rühren, bis die Butter geschmolzen und alles gut miteinander vermischt ist.

3 Die Creme im Kochtopf etwas abkühlen lassen und in ein Glas mit Schraubverschluss füllen.

TIPP

Verfeinern Sie die Creme zur Weihnachtszeit mit geriebener Orangenschale und Zimt.

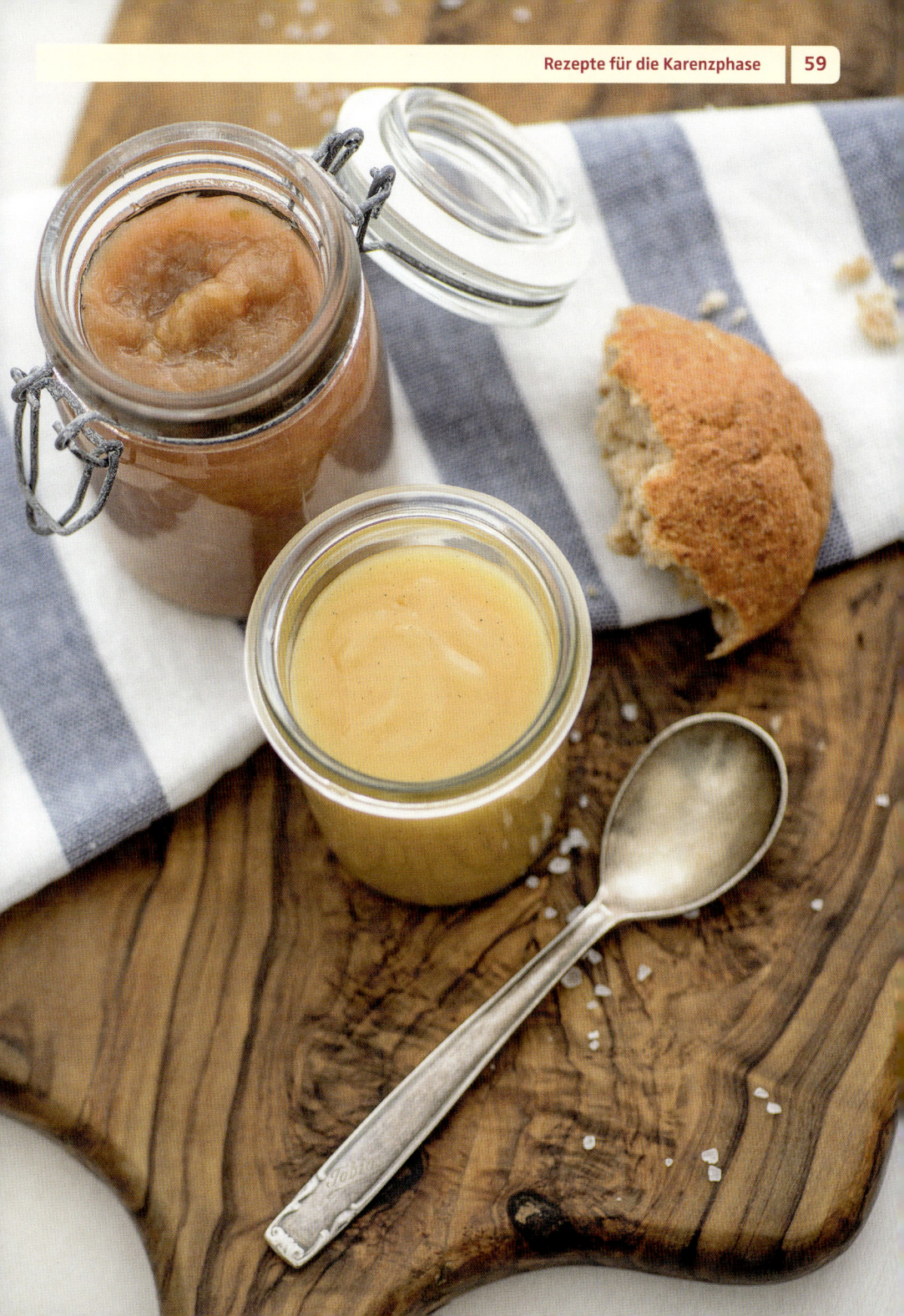

Rhabarber-Bananen-Konfitüre

Rezeptfoto: S. 59

Zubereitungszeit: 30 Minuten

Eine Portion (ca.30 g) enthält:

50 kcal/210 kJ	12 g Kohlenhydrate
0 g Eiweiß	0,5 g Ballaststoffe
0 g Fett	

Zutaten für 6 Gläser à 200 ml

750 g Rhabarber

2 Bananen

600 g Traubenzucker

1 Pck. Gelierpulver 2:1

Zubereitung

1 Den Rhabarber waschen, putzen (er braucht nicht geschält zu werden), in Stücke schneiden und in einen Kochtopf geben. Die Bananen schälen, in Stücke schneiden und zugeben.

2 Traubenzucker mit Gelierpulver mischen und gut mit den Früchten vermischen. Unter Rühren aufkochen und etwa 3 Minuten sprudelnd kochen lassen.

3 Die Konfitüre sofort randvoll in heiß ausgespülte Gläser füllen. Die Gläser mit Schraubdeckeln verschließen, umdrehen und für mindestens 5 Minuten auf den Deckel stellen.

Milchreis mit Zimtzucker

Zubereitungszeit: 35 Minuten

Eine Portion enthält:

330 kcal/1381 kJ	54,5 g Kohlenhydrate
10 g Eiweiß	1 g Ballaststoffe
7,5 g Fett	

Zutaten für 2 Portionen

400 ml Vollmilch

1 Prise Salz

1 Stück Vanilleschote

90 g Milchreis

2 EL Traubenzucker

1 TL Zimt

Zubereitung

1 Die Milch zum Kochen bringen. Salz und die aufgeschnittene Vanilleschote zugeben.

2 Wenn die Milch kocht, den Reis einstreuen und zugedeckt bei geringer Hitze 25 Minuten garen. Den Reis ab und zu umrühren.

3 Traubenzucker mit Zimt vermischen, über den fertigen Milchreis streuen und servieren.

Buttermilch-Smoothie

Zubereitungszeit: 10 Minuten

Eine Portion enthält:

296 kcal/1242 kJ	28 g Kohlenhydrate
8 g Eiweiß	6,5 g Ballaststoffe
16,5 g Fett	

Zutaten für 1 Portion

¼ Avocado

30 g Salatgurke

½ Banane

150 ml Buttermilch

1 TL Traubenzucker

evtl. Mineralwasser

Zubereitung

1   Avocado, Gurke und Banane schälen und in Stücke schneiden.

2   Alle Zutaten im Mixer oder mit dem Pürierstab zu einem glatten Smoothie verarbeiten.

3   Wenn der Smoothie zu dickflüssig ist, eventuell etwas Mineralwasser zugeben.

Kürbissuppe

Zubereitungszeit: 40 Minuten

Eine Portion enthält:

154 kcal/643 kJ	15,5 g Kohlenhydrate
5 g Eiweiß	6 g Ballaststoffe
8 g Fett	

Zutaten für 2 Portionen

300 g Kürbisfleisch, z. B. Hokkaido

1 Möhre

2 TL Butter

200 ml Gemüsebrühe

Salz

Pfeffer

Curry

100 ml Vollmilch

Zubereitung

1   Das Kürbisfleisch grob würfeln, die Möhre schälen und in Stücke schneiden.

2   Die Butter in einem Topf erhitzen. Kürbis und Möhre hineingeben und unter Rühren andünsten. Die Gemüsebrühe dazugeben und alles zum Kochen bringen. Bei geringer Hitze mit geschlossenem Deckel etwa 20 Minuten köcheln lassen, bis der Kürbis weich ist.

3   Gewürze und Milch zugeben und die Suppe mit dem Pürierstab pürieren.

Gurkencremesuppe mit Lachs

Rezeptfoto: S. 63

Zubereitungszeit: 30 Minuten	
Eine Portion enthält:	
455 kcal/1909 kJ	19 g Kohlenhydrate
21 g Eiweiß	3 g Ballaststoffe
32 g Fett	

Zutaten für 2 Portionen

1 Salatgurke

2 Kartoffeln

1 ½ EL Rapsöl

200 ml Gemüsebrühe

200 g Sahnejoghurt

Salz

Pfeffer

Dill

150 g Lachsfilet

Zubereitung

1 Gurke und Kartoffeln schälen und in Würfel schneiden.

2 1 EL Rapsöl in einem Topf erhitzen und die Gurkenwürfel darin anschwitzen. Kartoffeln zugeben, Gemüsebrühe zugießen und die Suppe 10 Minuten köcheln lassen.

3 Inzwischen das restliche Rapsöl in einer Pfanne erhitzen, darin das Lachsfilet braten, leicht salzen.

4 Die Suppe pürieren und den Joghurt unterrühren, die Suppe darf nun nicht mehr kochen. Mit Salz, Pfeffer und Dill würzen.

5 Die Suppe mit dem Lachsfilet servieren.

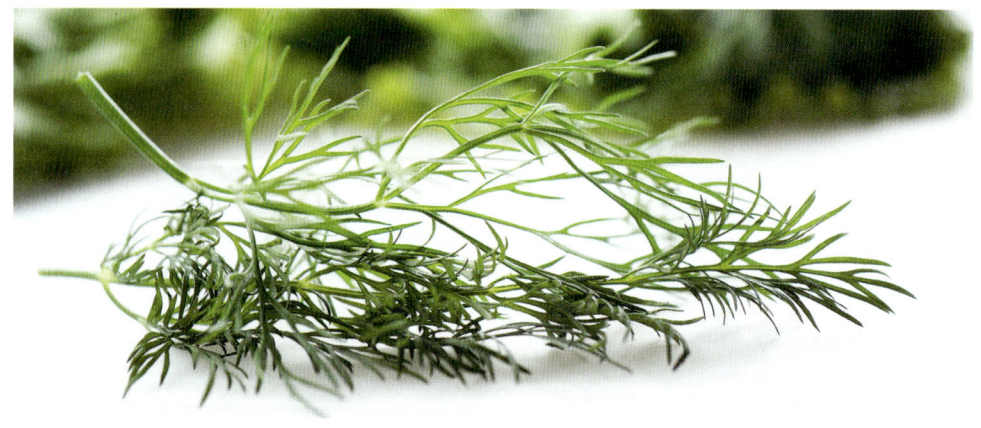

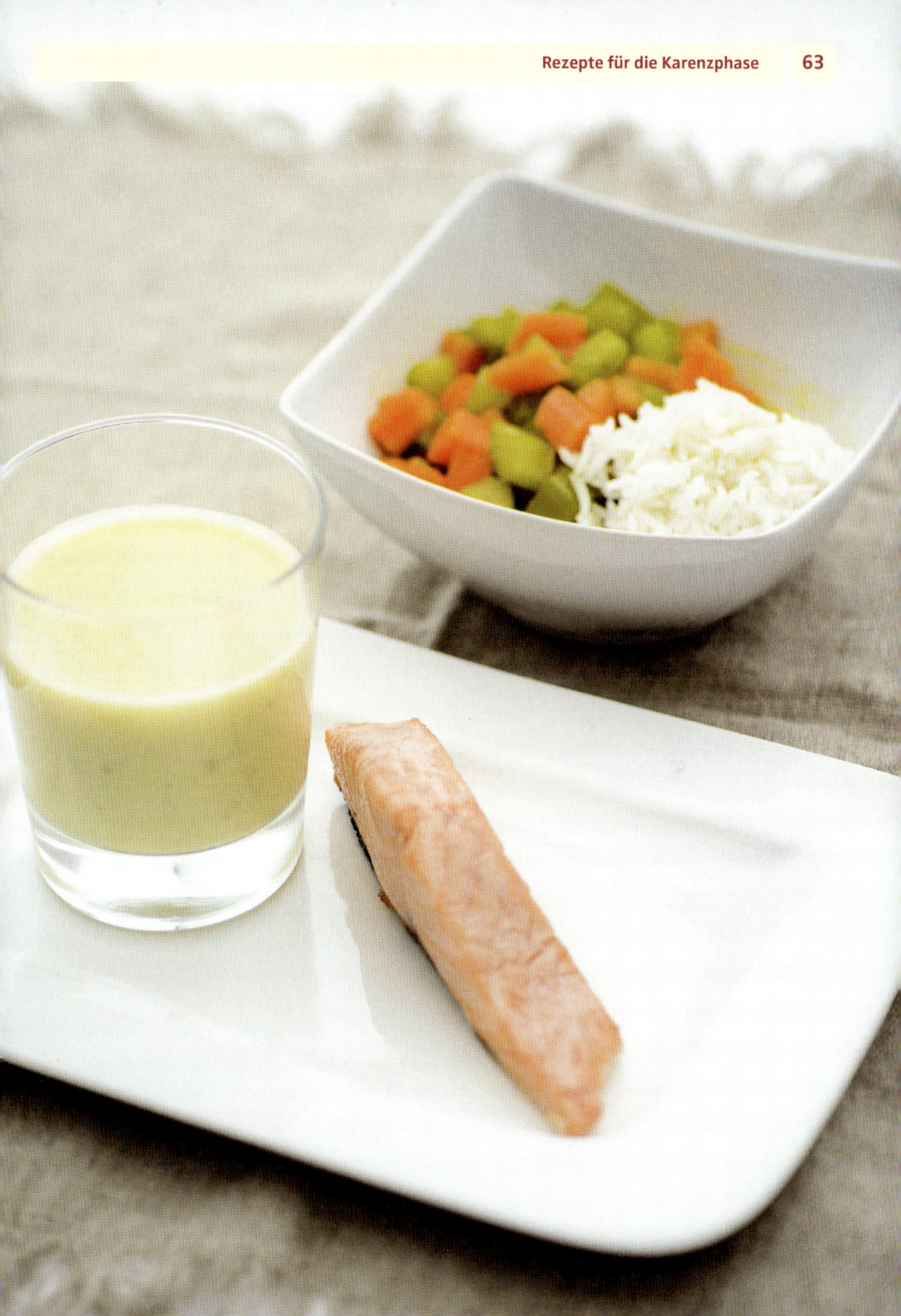

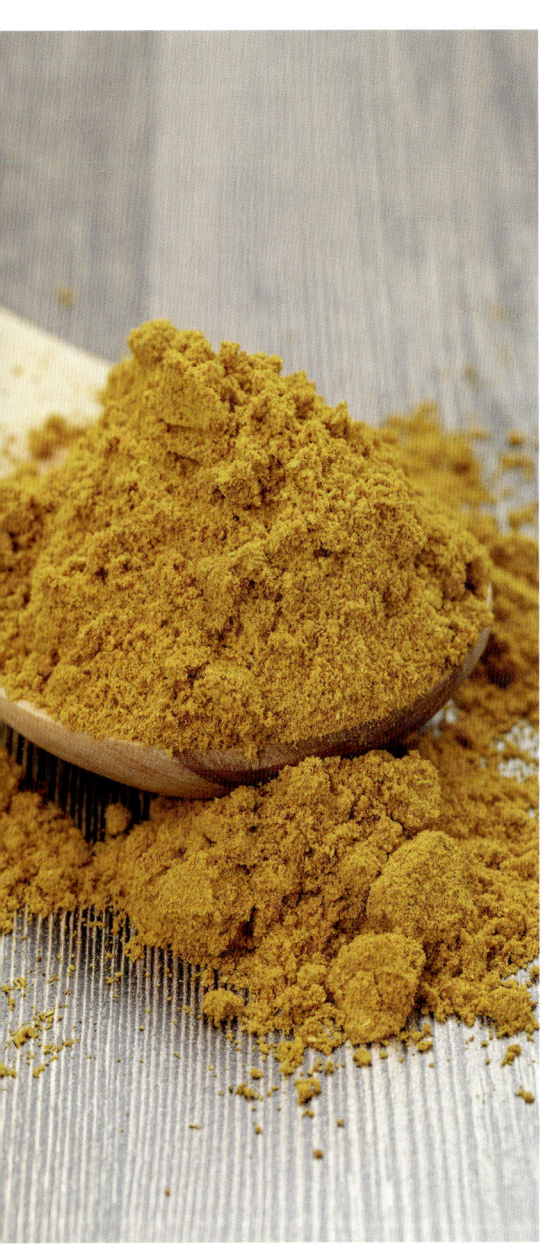

Curryeintopf mit Reis
Rezeptfoto: S. 63

Zubereitungszeit: 30 Minuten

Eine Portion enthält:

287 kcal/1197 kJ	31 g Kohlenhydrate
6 g Eiweiß	8 g Ballaststoffe
15 g Fett	

Zutaten für 2 Portionen

200 g Möhren

200 g Knollensellerie

1 EL Rapsöl

50 g Basmatireis

400 ml Gemüsebrühe

1 TL Curry

Salz

Pfeffer

50 g Schmand

Zubereitung

1 Möhren und Sellerie schälen und in Würfel schneiden. Das Rapsöl in einem Topf erhitzen und das Gemüse darin anrösten.

2 Basmatireis und Gemüsebrühe zugeben, aufkochen lassen und etwa 12 Minuten bei geringer Hitze garen.

3 Mit Curry, Salz und Pfeffer würzen. Den Schmand unterrühren und sofort servieren.

Hirse-Spinat-Gratin

Zubereitungszeit: 30 Minuten
Backzeit: 35 Minuten

Eine Portion enthält:

465 kcal/1943 kJ	38 g Kohlenhydrate
28 g Eiweiß	4,5 g Ballaststoffe
21,5 g Fett	

Zutaten für 2 Portionen

250 g Blattspinat, TK

100 g Hirse

Salz

1 EL Butter

Muskat

150 g Quark

1 Ei

Pfeffer

50 g Gorgonzola

Zubereitung

1 Den Backofen auf 180 °C (Umluft 160 °C) vorheizen.

2 Den Spinat auftauen lassen.

3 Die Hirse in einem Sieb mit Wasser abspülen. Dann in reichlich Salzwasser geben, aufkochen lassen und ca. 15 Minuten garen. In ein Sieb abgießen und abtropfen lassen.

4 Die Butter in einem kleinen Topf erhitzen, den aufgetauten Spinat darin 5 Minuten dünsten. Mit Salz und Muskat würzen.

5 Die Hirse mit Quark und Ei vermengen, salzen und pfeffern. Den Gorgonzola in kleine Würfel schneiden.

6 Den Spinat in eine Auflaufform geben. Die Hirsemasse aufstreichen und den Gorgonzola darüber verteilen. Im vorgeheizten Backofen 25 Minuten backen.

TIPP

Nach der Karenzphase können Sie den Spinat zusammen mit einer kleinen gewürfelten Zwiebel dünsten.

Spaghetti mit Zucchinirahm

Zubereitungszeit: 30 Minuten

Eine Portion enthält:

565 kcal/2364 kJ   60 g Kohlenhydrate

19 g Eiweiß   4,5 g Ballaststoffe

27,5 g Fett

Zutaten für 2 Portionen

300 g Zucchini

1 EL Rapsöl

Salz

Pfeffer

100 ml Gemüsebrühe

100 ml Crème fraîche

150 g Spaghetti

2 EL geriebener Parmesan

Zubereitung

1 Die Zucchini waschen, putzen und in Scheiben schneiden. In einer Pfanne das Rapsöl erhitzen, die Zucchini darin anbraten, mit Salz und Pfeffer würzen. Gemüsebrühe und Crème fraîche zugeben und 10 Minuten köcheln lassen.

2 Die Spaghetti nach Packungsanweisung in Salzwasser kochen und abgießen.

3 Spaghetti mit Zucchinirahm und Parmesan servieren.

Rote-Bete-Creme

Zubereitungszeit: 5 Minuten

Eine Portion enthält:

129 kcal/536 kJ   4 g Kohlenhydrate

3 g Eiweiß   1 g Ballaststoffe

11,5 g Fett

Zutaten für 4 Portionen

1 rote Bete (gegart, vakuumverpackt)

2 EL Ziegenfrischkäse

30 g Walnüsse

1 EL Rapsöl

Salz

Pfeffer

Kreuzkümmel, gemahlen

Zubereitung

1 Rote Bete vierteln und zusammen mit Ziegenfrischkäse, Walnüssen und Rapsöl in ein hohes Gefäß geben. Mit dem Pürierstab pürieren.

2 Die Creme mit Salz, Pfeffer und Kreuzkümmel würzen.

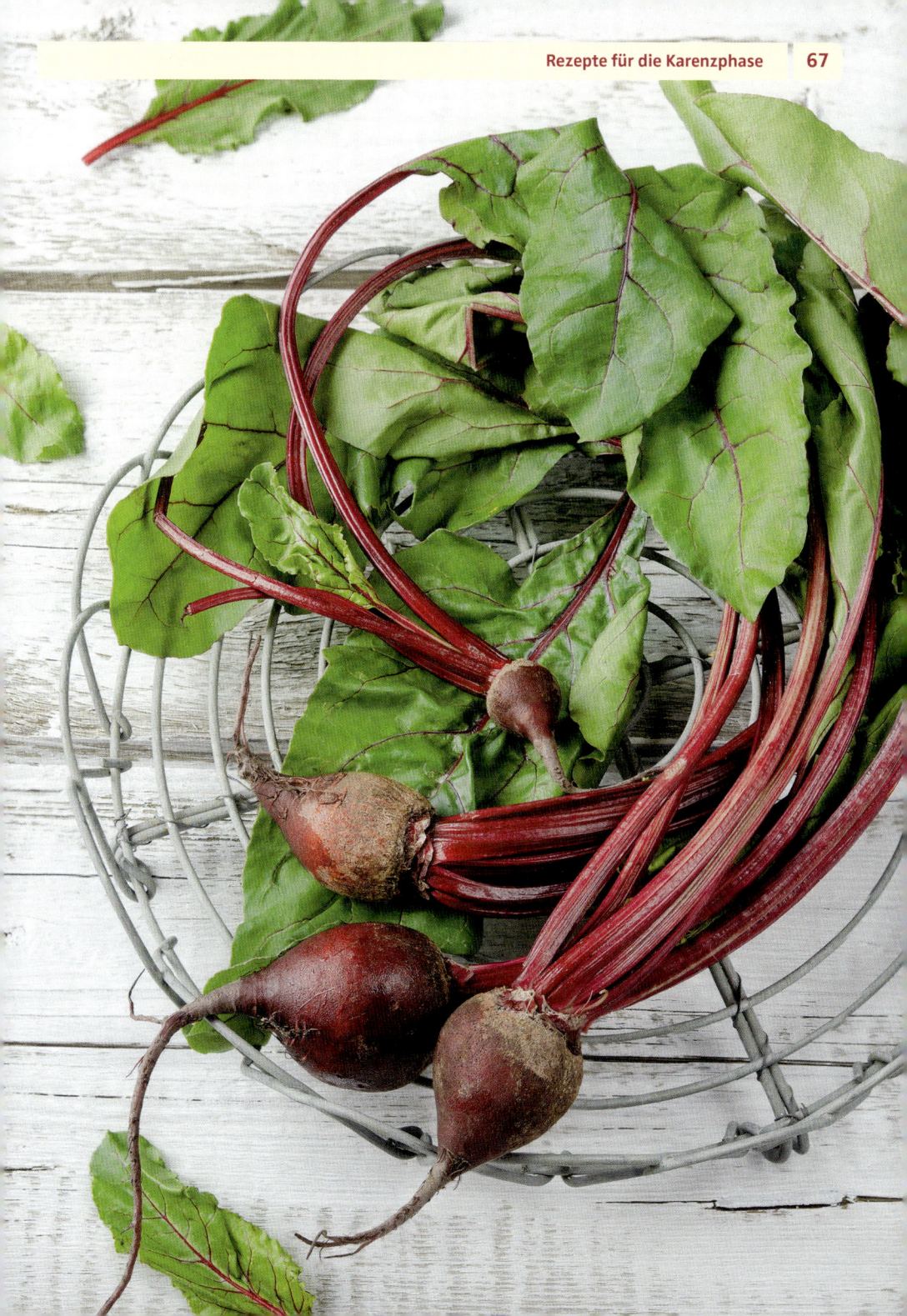

Käsesalat mit Walnüssen

Rezeptfoto: S. 69

Zubereitungszeit: 15 Minuten

Eine Portion enthält:

448 kcal/1873 kJ	23 g Kohlenhydrate
12 g Eiweiß	8 g Ballaststoffe
34 g Fett	

Zutaten für 1 Portion

30 g Gouda

50 g Feldsalat

2 Möhren

1 EL Weinessig

1 TL Reissirup

Salz

Pfeffer

1 EL Rapsöl

2 EL gehackte Walnüsse

Zubereitung

1 Den Käse in kleine Würfel schneiden. Feldsalat waschen und putzen. Die Möhren schälen und mit dem Sparschäler in dünne Streifen schneiden.

2 Feldsalat, Möhren und Käsewürfel in eine Schüssel geben.

3 Aus Essig, Reissirup, Gewürzen und Öl eine Vinaigrette rühren und über den Salat geben. Mit den Walnüssen bestreuen und servieren.

Pikanter Hüttenkäse

Rezeptfoto: S. 69

Zubereitungszeit: 10 Minuten

Eine Portion enthält:

271 kcal/1139 kJ	6 g Kohlenhydrate
19 g Eiweiß	2 g Ballaststoffe
19 g Fett	

Zutaten für 1 Portion

100 g Hüttenkäse

Salz

Pfeffer

Paprika

1 EL Blattpetersilie, gehackt

½ rote Paprikaschote

30 g Feta

1 TL Olivenöl

Zubereitung

1 Den Hüttenkäse mit Salz, Pfeffer und Paprika kräftig würzen, zum Schluss die Petersilie unterrühren.

2 Die Paprikaschote waschen, putzen und in kleine Würfel schneiden. Den Feta in Würfel schneiden.

3 Paprika und Feta zum Hüttenkäse geben und alles mit Olivenöl beträufeln.

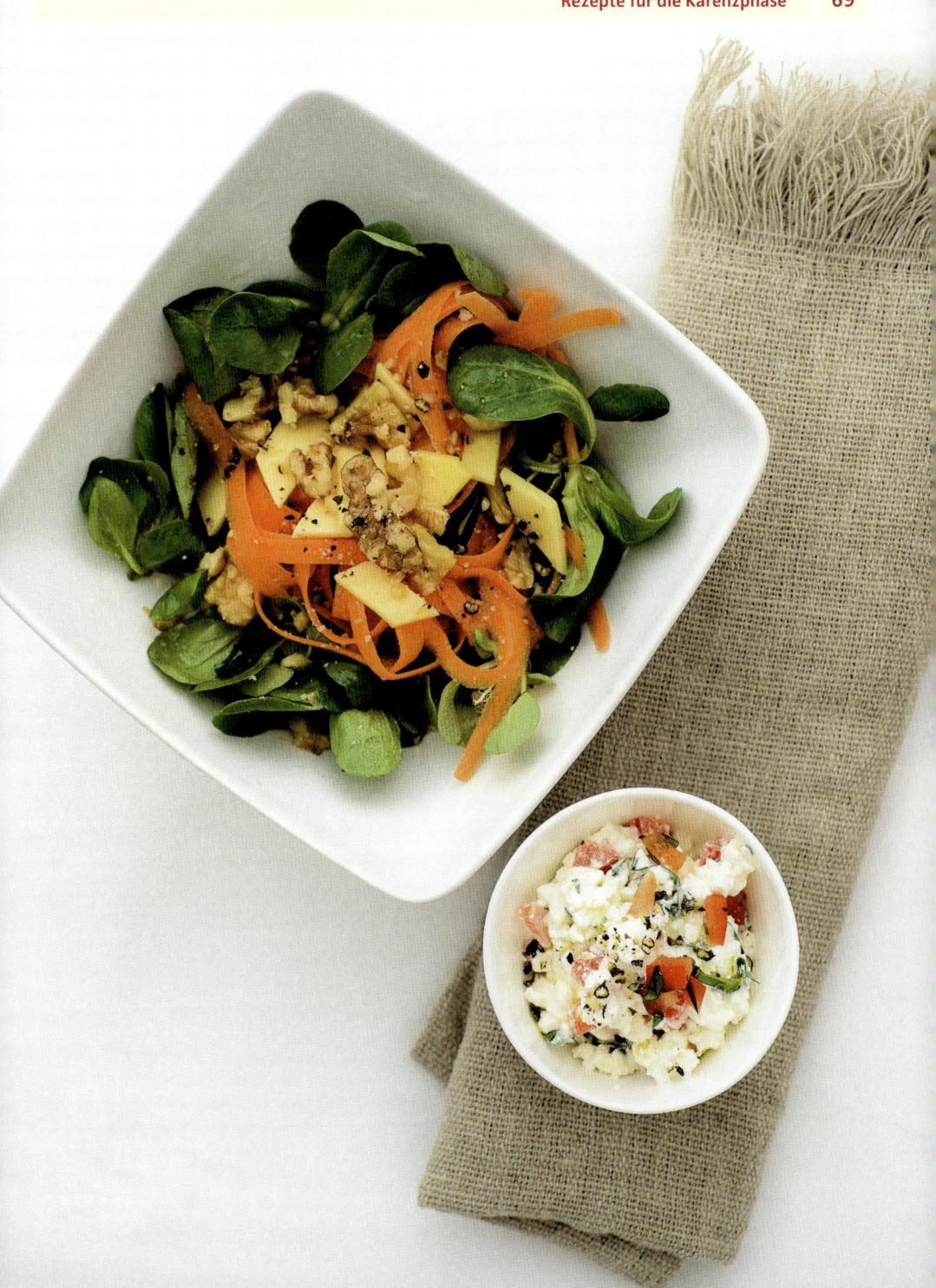

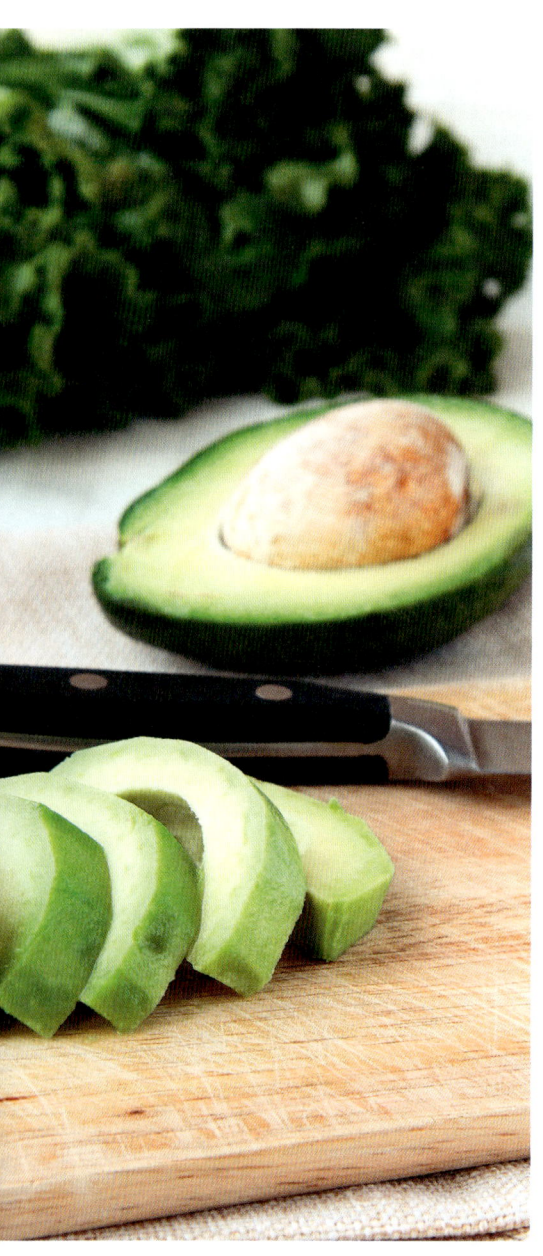

Sandwich mit Avocado und Ei

Rezeptfoto: S. 71

Zubereitungszeit: 15 Minuten

Eine Portion enthält:

395 kcal/1653 kJ	34 g Kohlenhydrate
20 g Eiweiß	5 g Ballaststoffe
20 g Fett	

Zutaten für 1 Portion

½ Avocado

1 gekochtes Ei

50 g Quark

Salz

Pfeffer

2 Scheiben Weißbrot

1 TL Butter

25 g Rucola

Zubereitung

1 Avocado und Ei schälen und in Scheiben schneiden. Den Quark mit Salz und Pfeffer verrühren.

2 Das Brot toasten und buttern. Eine Scheibe mit dem Quark bestreichen, mit Rucola, Ei und Avocado belegen. Die zweite Scheibe auflegen und das Sandwich halbieren.

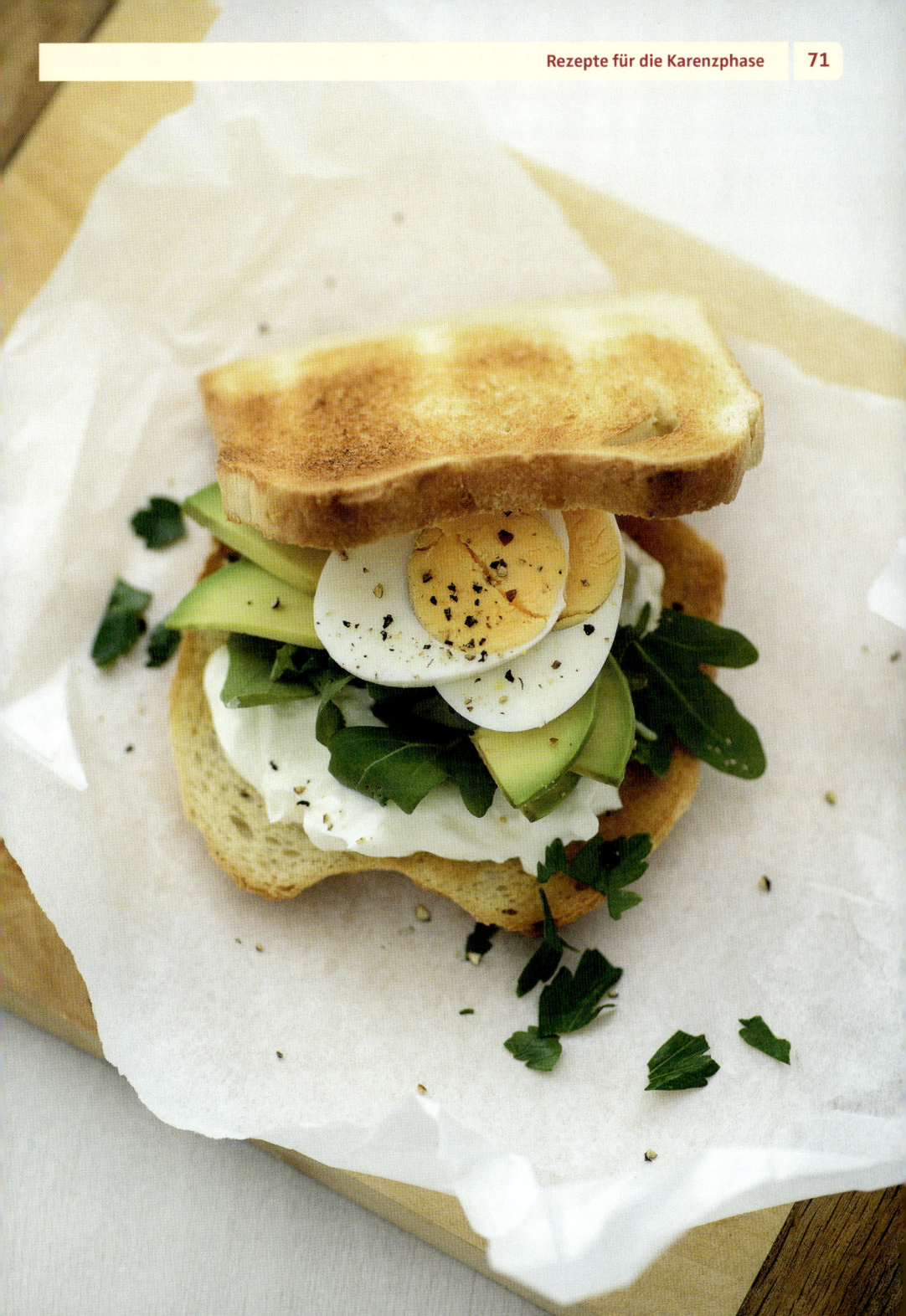

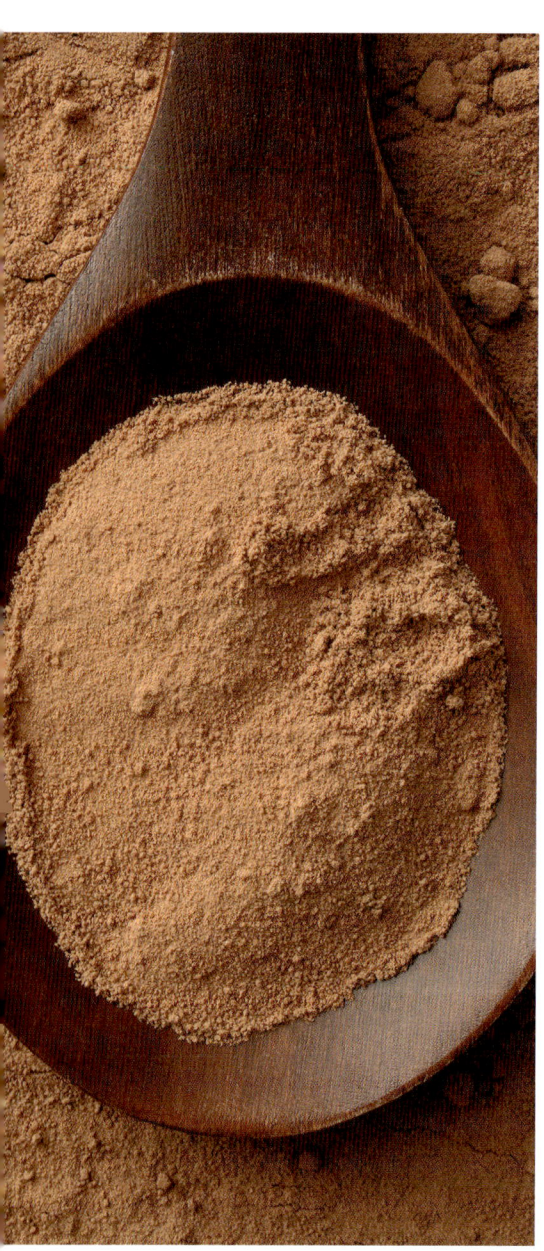

Schokopudding

Zubereitungszeit: 10 Minuten

Eine Portion enthält:

304 kcal/1273 kJ   56 g Kohlenhydrate

6 g Eiweiß   2 g Ballaststoffe

6 g Fett

Zutaten für 2 Portionen

¼ l Vollmilch

15 g Kakaopulver

20 g Speisestärke

80 g Traubenzucker

Zubereitung

1   80 ml Milch mit Kakaopulver, Speisestärke und Traubenzucker glattrühren.

2   Die übrige Milch zum Kochen bringen. Die Kakaomilch unter Rühren hineingeben und alles einmal aufkochen lassen. Abkühlen lassen und dabei ab und zu umrühren.

Quarkwaffeln

Zubereitungszeit: 30 Minuten
Quellzeit: ca. 10 Minuten

Eine Portion enthält:

314 kcal/1313 kJ	34 g Kohlenhydrate
7 g Eiweiß	1 g Ballaststoffe
16,5 g Fett	

Zutaten für 8 Stück

125 g Mehl

50 g gemahlene Haselnüsse

1 TL Backpulver

1 Prise Salz

100 g Butter

150 g Traubenzucker

2 Eier

125 g Magerquark

100 ml Vollmilch

Öl für das Waffeleisen

Zubereitung

1 Mehl, Haselnüsse, Backpulver und Salz in einer Schüssel mischen.

2 In einer zweiten Schüssel Butter und Traubenzucker mit dem Mixer cremig rühren, dann die Eier einzeln unterrühren.

3 Quark, Milch und die Mehlmischung in die Buttermasse geben und nur so lange rühren, bis sich alle Zutaten gut vermischt haben. Den Teig 10 Minuten ruhen lassen.

4 Ein Waffeleisen dünn mit Öl ausstreichen und 8 Waffeln backen.

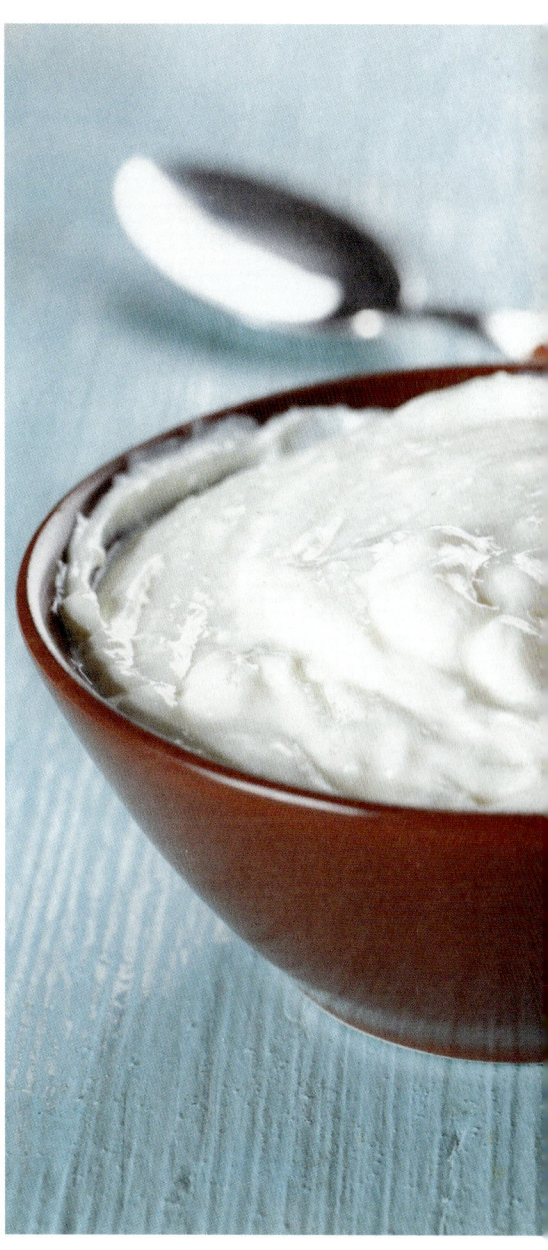

Rhabarber-Haselnuss-Crumble

Rezeptfoto: S. 75

Zubereitungszeit: 25 Minuten
Backzeit: ca. 20–25 Minuten

Eine Portion enthält:

621 kcal/2604 kJ	66 g Kohlenhydrate
7 g Eiweiß	7 g Ballaststoffe
36 g Fett	

Zutaten für 2 Portionen

300 g Rhabarber, frisch oder TK

30 g Traubenzucker

1 TL Butter

Für die Streusel

50 g kalte Butter

60 g Traubenzucker

50 g Mehl

40 g gemahlene Haselnüsse

1 Prise Salz

Zimt

Zubereitung

1 Den Backofen auf 180 °C (Umluft: 160 °C) vorheizen.

2 Den Rhabarber waschen, putzen, schälen, in Stücke schneiden und mit dem Traubenzucker vermischen. Eine kleine Auflaufform mit Butter ausstreichen und den Rhabarber hineingeben.

3 Alle Zutaten für die Streusel in eine Schüssel geben, mit den Händen verkneten und zu Streuseln verreiben. Über dem Rhabarber verteilen.

4 Den Crumble im vorgeheizten Backofen 20–25 Minuten backen.

TIPP

Nach der Karenzphase schmeckt der Crumble auch gut mit Sauerkirschen oder Johannisbeeren.

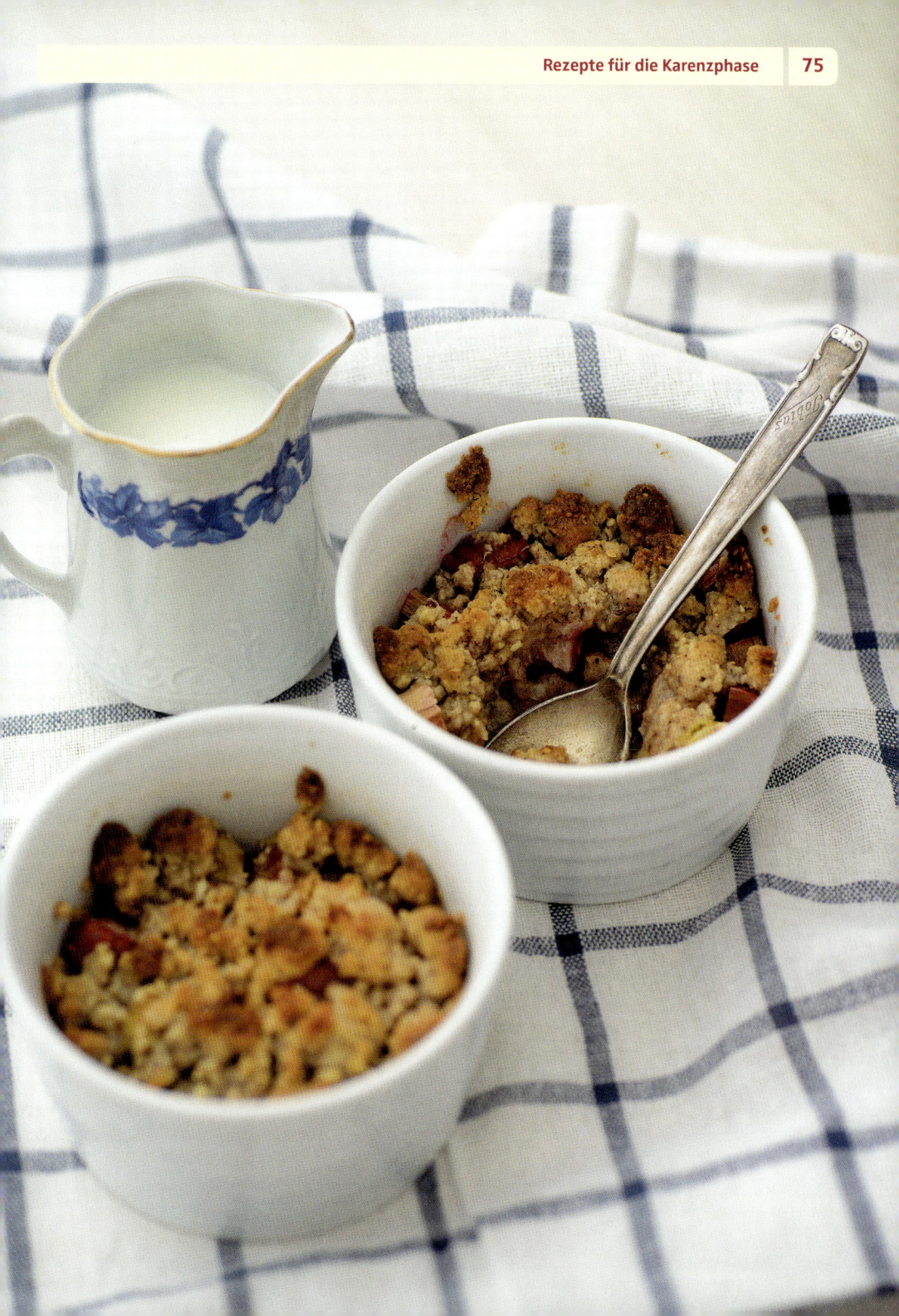

Rooibos-Eistee

Zubereitungszeit: 10 Minuten
Ziehzeit: ca. 6 Minuten
Abkühlzeit: ca. 2–3 Stunden

Eine Portion (¼ l) enthält:

48 kcal/207 kJ	12 g Kohlenhydrate
0 g Eiweiß	0 g Ballaststoffe
0 g Fett	

Zutaten für 1 Liter

5 Teebeutel Rooibos-Tee

3 EL Reissirup

6 Stiele frische Minze

Eiswürfel

Zubereitung

1 Teebeutel mit 1 l kochendem Wasser übergießen. Den Tee nach Packungsangabe ziehen lassen.

2 Die Teebeutel herausnehmen und den Reissirup und die frische Minze zugeben.

3 Den Tee abkühlen lassen und auf Eiswürfeln servieren.

TIPP

Der Tee kühlt schneller ab, wenn Sie ihn direkt nach der Zubereitung über Eiswürfel gießen.

Aromawasser
Rezeptfoto: S. 77

Zubereitungszeit: 5 Minuten

kalorienfrei

Zutaten für 1 Liter

2 dünne Scheiben Ingwer

2 Stiele frische Zitronenmelisse

1 Stück Zitronengras

1 Scheibe einer unbehandelte Zitrone

1 l Mineralwasser, wenig Kohlensäure

Zubereitung

1 Den Ingwer in eine Karaffe geben. Die Zitronenmelisse etwas zerdrücken, das Zitronengras halbieren.

2 Melisse, Zitronengras und Zitronenscheibe in die Karaffe geben und mit Mineralwasser auffüllen.

3 Mindestens 20 Minuten im Kühlschrank ziehen lassen.

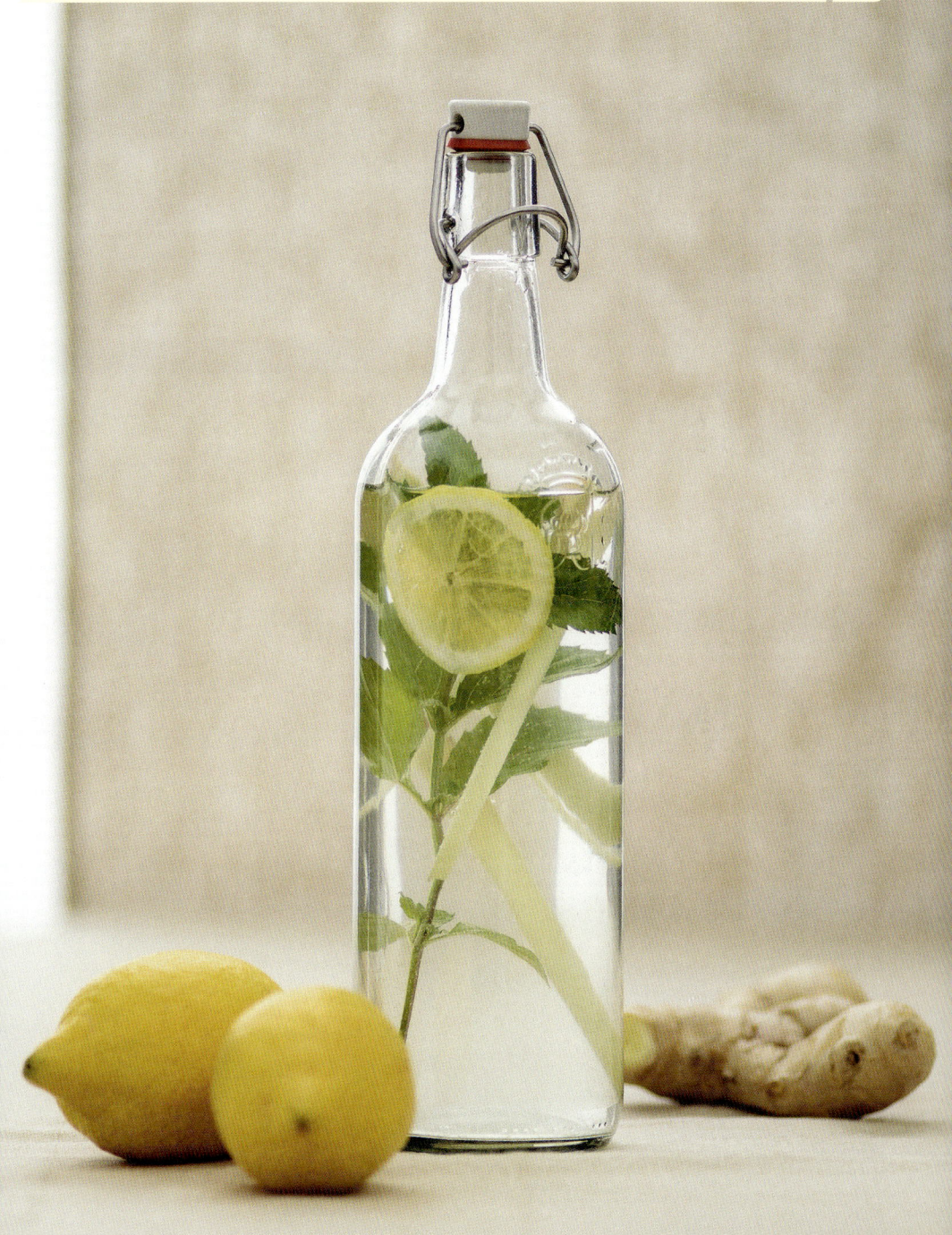

REZEPTE FÜR FRUKTOSEARMEN GENUSS

Mit den folgenden Rezepten können Sie sich auf lange Sicht gesund fruktosearm ernähren. Probieren Sie aus, was Ihnen schmeckt, wählen Sie nach Bedarf andere Zutaten (siehe Listen auf Seite 40) und freuen Sie sich auf genussreiche Stunden.

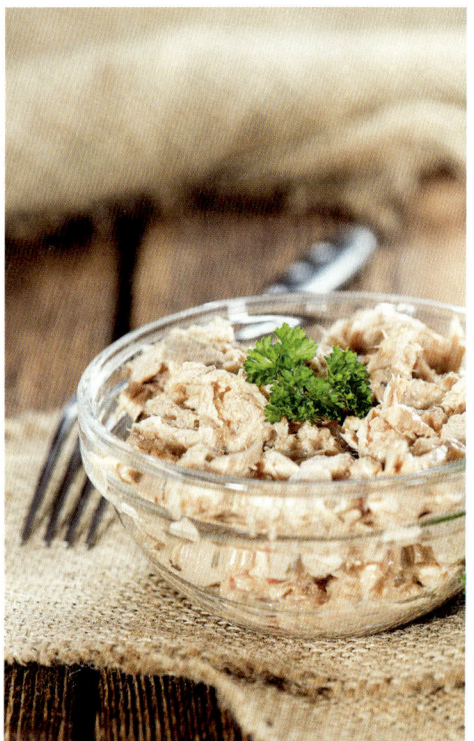

Thunfischsandwich

Zubereitungszeit: 20 Minuten

Eine Portion enthält:

331 kcal/1387 kJ	37,5 g Kohlenhydrate
19 g Eiweiß	6,5 g Ballaststoffe
11 g Fett	

Zutaten für 1 Portion

2 Scheiben Vollkorntoast

2 TL Mayonnaise

½ rote Paprikaschote

50 g Salatgurke

1 Tomate

Salz

Pfeffer

50 g Thunfisch, abgetropft

2 Blätter Eisbergsalat

Zubereitung

1 Die Toastscheiben toasten und mit Mayonnaise bestreichen.

2 Paprika waschen, putzen und in feine Streifen schneiden. Gurke schälen, Tomate waschen, beides in Scheiben schneiden, salzen und pfeffern.

3 Eine Toastscheibe mit Gemüse, Thunfisch und Salat belegen, die zweite Scheibe auflegen und das Sandwich halbieren.

Rote Paprikacremesuppe mit gerösteten Kürbiskernen

Rezeptfoto: S. 81

Zubereitungszeit: 40 Minuten

Eine Portion enthält:

311 kcal/1302 kJ	24,5 g Kohlenhydrate
9,0 g Eiweiß	10,5 g Ballaststoffe
19,5 g Fett	

Zutaten für 2 Portionen

1 rote Paprikaschote

1 Möhre

50 g Knollensellerie

1 Kartoffel

2 EL Olivenöl

400 ml Gemüsebrühe

1 Zweig Thymian

100 ml Vollmilch

Salz

Pfeffer

2 EL Kürbiskerne, geröstet

Zubereitung

1 Paprika, Möhre, Sellerie und Kartoffel schälen, putzen und in grobe Würfel schneiden.

2 Olivenöl in einem Topf erhitzen und das Gemüse darin anrösten. Gemüsebrühe und Thymianzweig dazugeben und zum Kochen bringen. Die Hitze reduzieren und die Suppe 20 Minuten köcheln lassen.

3 Thymian herausnehmen und die Suppe mit dem Pürierstab fein pürieren.

4 Die Milch zugeben und die Suppe mit Salz und Pfeffer würzen. Mit den Kürbiskernen bestreuen und servieren.

TIPP

Für eine gelbe Paprikacremesuppe ersetzen Sie die rote durch eine gelbe Paprikaschote und würzen die Suppe statt mit Thymian mit Curry.

Grüne Minestrone

Rezeptfoto: S. 81

Zubereitungszeit: 45 Minuten

Eine Portion enthält:

239 kcal/1000 kJ	16,5 g Kohlenhydrate
9,0 g Eiweiß	8,0 g Ballaststoffe
15,0g Fett	

Zutaten für 2 Portionen

1 Zucchini (ca. 200 g)

4 Stangen Staudensellerie

2 EL Olivenöl

50 g Erbsen, TK

150 g Brokkoli, TK

½ l Gemüsebrühe

50 g Bulgur

Salz

Pfeffer

Muskat

1 EL Blattpetersilie, gehackt

Zubereitung

1 Zucchini und Staudensellerie waschen, putzen und in Würfel schneiden.

2 Olivenöl in einem Topf erhitzen, Zucchini und Sellerie darin anrösten. Erbsen, Brokkoli und Gemüsebrühe zugeben. Die Suppe einmal aufkochen lassen, dann die Temperatur reduzieren und 10 Minuten köcheln lassen.

3 Den Bulgur zugeben und weitere 3 Minuten köcheln lassen, dabei ab und zu umrühren.

4 Die Minestrone mit Salz, Pfeffer und Muskat würzen und mit der Petersilie bestreut servieren.

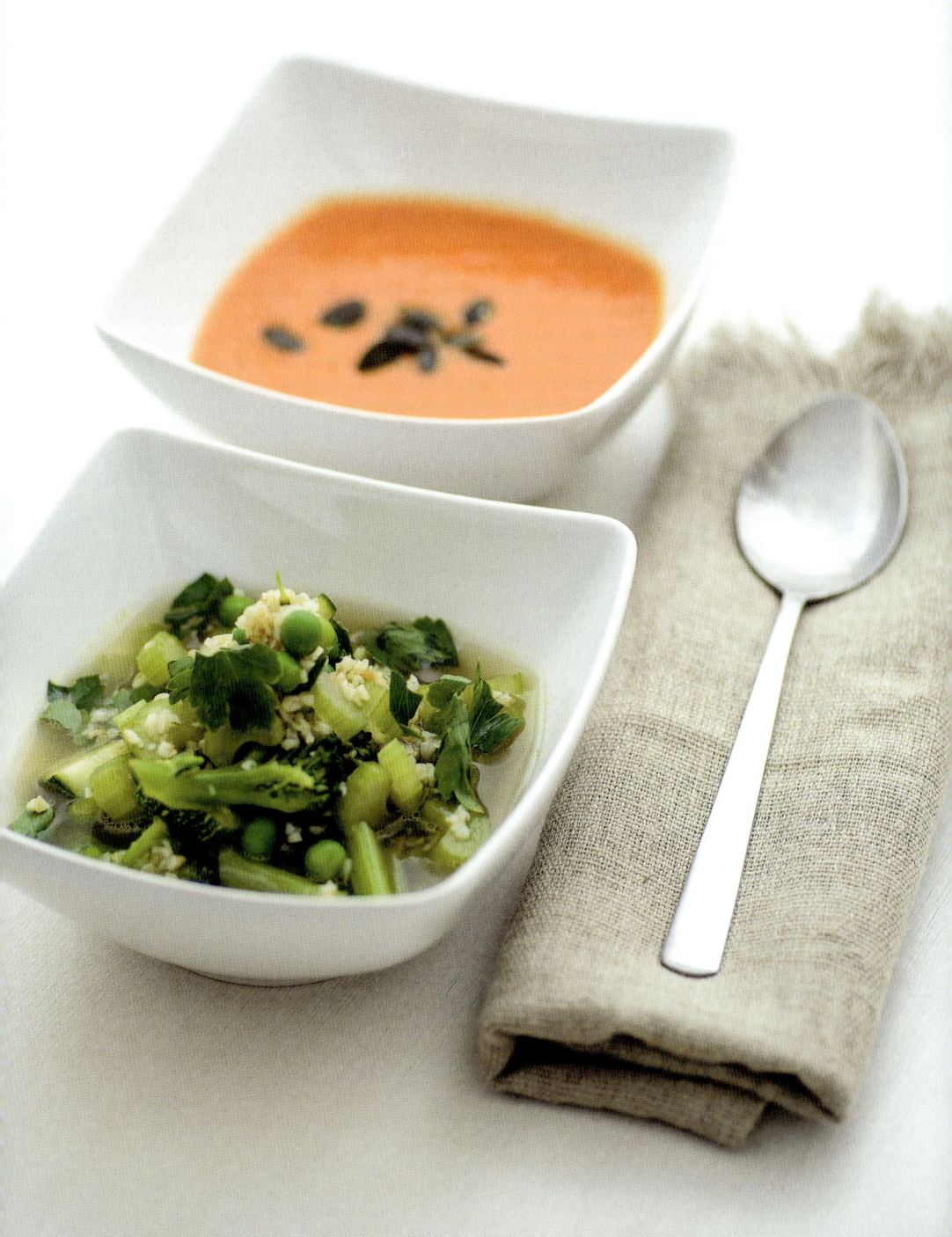

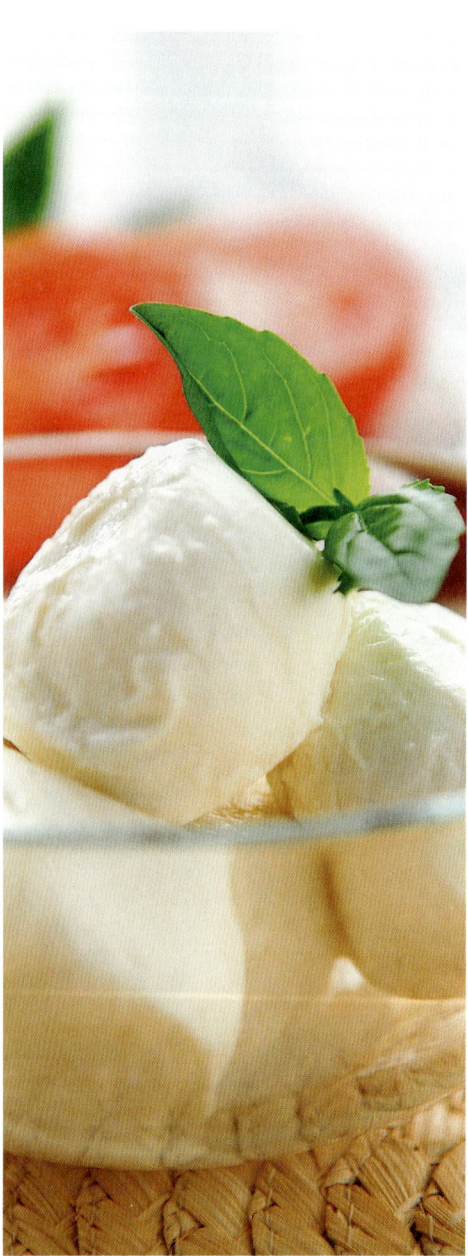

Gemüse-Mozzarella-Salat

Rezeptfoto: S. 83

Zubereitungszeit: 20 Minuten

Eine Portion enthält:

310 kcal/1299 kJ   12 g Kohlenhydrate

13 g Eiweiß   4 g Ballaststoffe

23,5 g Fett

Zutaten für 2 Portionen

200 g Salatgurke

2 Tomaten

½ Avocado

½ Papaya

1 Kugel Mozzarella

2 EL Limettensaft

Salz

Pfeffer

2 EL Rapsöl

½ Bund frisches Basilikum

Zubereitung

1 Gurke schälen und in Würfel schneiden. Tomaten waschen und in Scheiben schneiden. Avocado und Papaya schälen und das Fruchtfleisch würfeln. Den Mozzarella abtropfen lassen und würfeln. Alles in eine Schüssel geben.

2 Aus Limettensaft, Salz, Pfeffer und Rapsöl ein Dressing rühren und über den Salat geben, vorsichtig mischen.

3 Das Basilikum grob schneiden und über den Salat streuen.

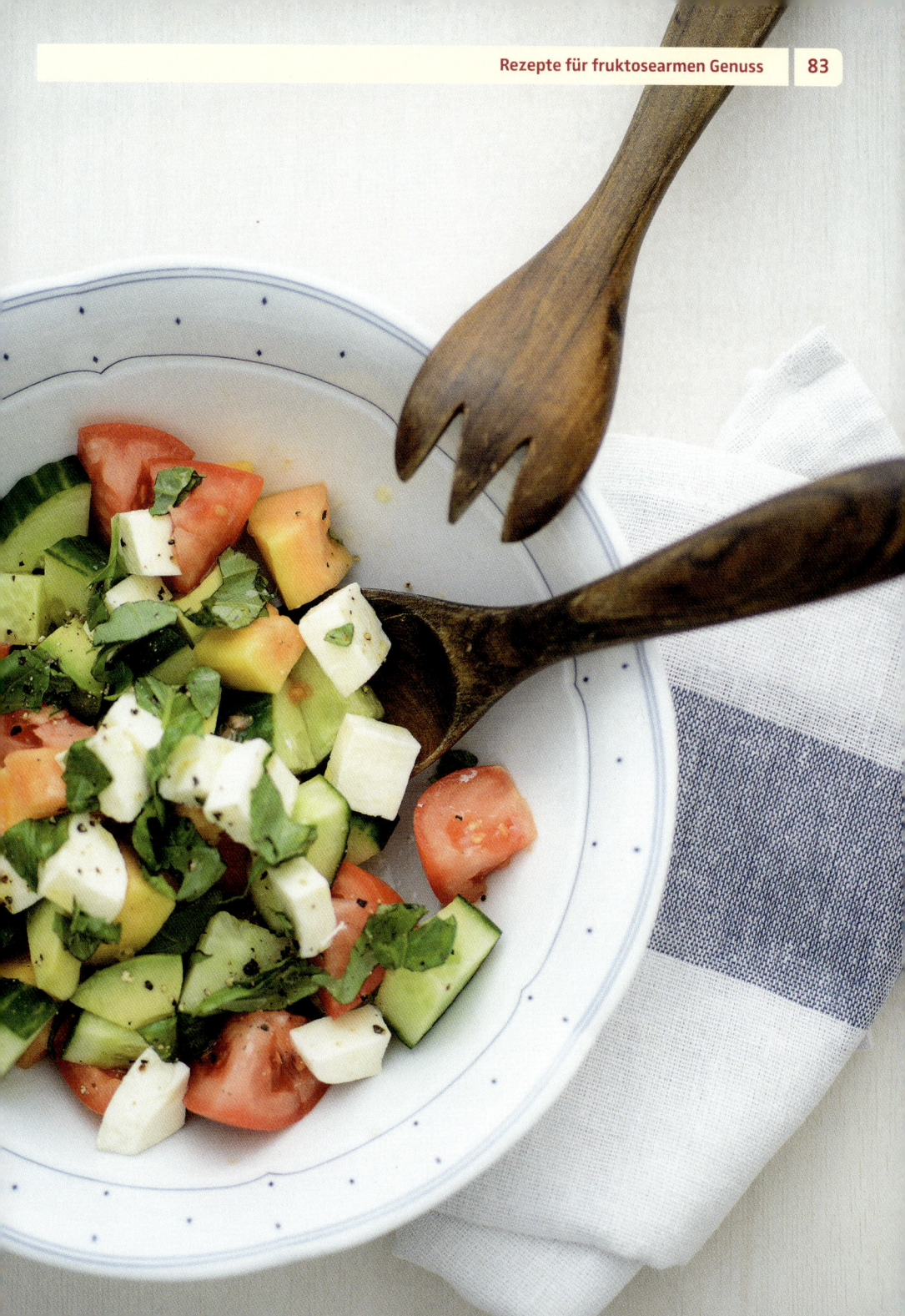

Quinoasalat griechische Art

Rezeptfoto: S. 85

Zubereitungszeit: 40 Minuten

Eine Portion enthält:

524 kcal/2195 kJ	39 g Kohlenhydrate
22 g Eiweiß	8 g Ballaststoffe
31 g Fett	

Zutaten für 2 Portionen

100 g Quinoa

400 ml Gemüsebrühe

1 EL Rapsöl

100 g Hackfleisch vom Rind

Salz

Pfeffer

1 gelbe Paprikaschote

½ Salatgurke

1 EL Ajvar (Paprikapaste)

2 EL Weinessig

2 EL Olivenöl

40 g Feta

Zubereitung

1 Quinoa in ein Sieb geben und mit kaltem Wasser abspülen. Gemüsebrühe zum Kochen bringen, Quinoa hineingeben und 15 Minuten garen, dann abgießen und abtropfen lassen.

2 Das Rapsöl in einer Pfanne erhitzen und das Hackfleisch darin krümelig anbraten. Mit Salz und Pfeffer würzen.

3 Paprikaschote mit dem Sparschäler dünn schälen, putzen und würfeln. Die Gurke schälen und würfeln.

4 Aus Ajvar, Essig, und Öl eine Sauce rühren. Quinoa, Hack und Gemüse mit der Soße vermengen, mit Salz und Pfeffer abschmecken. Den Salat anrichten und den Feta darüber bröseln.

TIPP

Ajvar ist eine rote Paprikapaste aus dem Glas. Es gibt sie in den Versionen „mild" und „scharf".

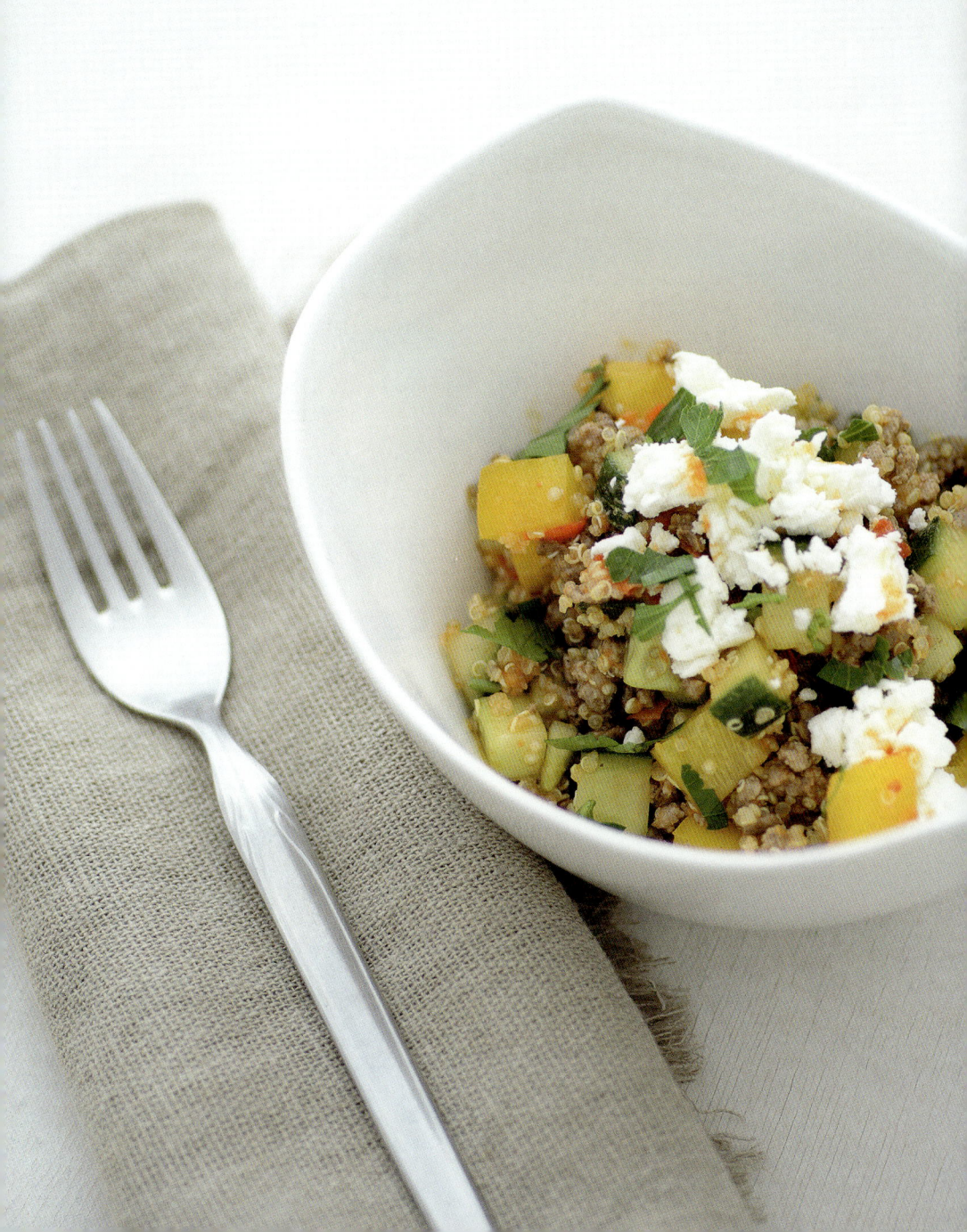

Grüner Smoothie

Zubereitungszeit: 5 Minuten

Eine Portion enthält:

110 kcal/462 kJ	22 g Kohlenhydrate
2 g Eiweiß	2,5 g Ballaststoffe
0,5 g Fett	

Zutaten für 1 Portion

30 g frische Spinatblätter

100 g Salatgurke

½ Banane

50 ml Mineralwasser

2 EL Limettensaft

1 TL Traubenzucker

Zubereitung

1 Den Spinat waschen. Die Gurke schälen und in grobe Würfel schneiden.

2 Sämtliche Zutaten mit dem Mixer oder Pürierstab fein pürieren. Sofort servieren.

Spinatfrittata mit Tomaten

Rezeptfoto: S. 87

Zubereitungszeit: 20 Minuten

Eine Portion enthält:

216 kcal/906 kJ	4,6 g Kohlenhydrate
11,4 g Eiweiß	4 g Ballaststoffe
16,5 g Fett	

Zutaten für 2 Portionen

300 g Blattspinat, TK

2 Eier

50 ml Vollmilch

Salz

Muskat

150 g Kirschtomaten

2 EL Olivenöl

30 g Emmentaler, gerieben

Zubereitung

1 Den Spinat auftauen lassen und etwas ausdrücken. Eier mit Milch, Salz und Muskat verquirlen und den Spinat untermischen. Die Kirschtomaten waschen und halbieren.

2 Das Öl in einer Pfanne erhitzen, die Spinatmasse hineingeben und bei geringer Hitze etwa 6 Minuten stocken lassen.

3 Die Frittata wenden, mit Kirschtomaten belegen und mit dem Käse bestreuen. Fertigbacken.

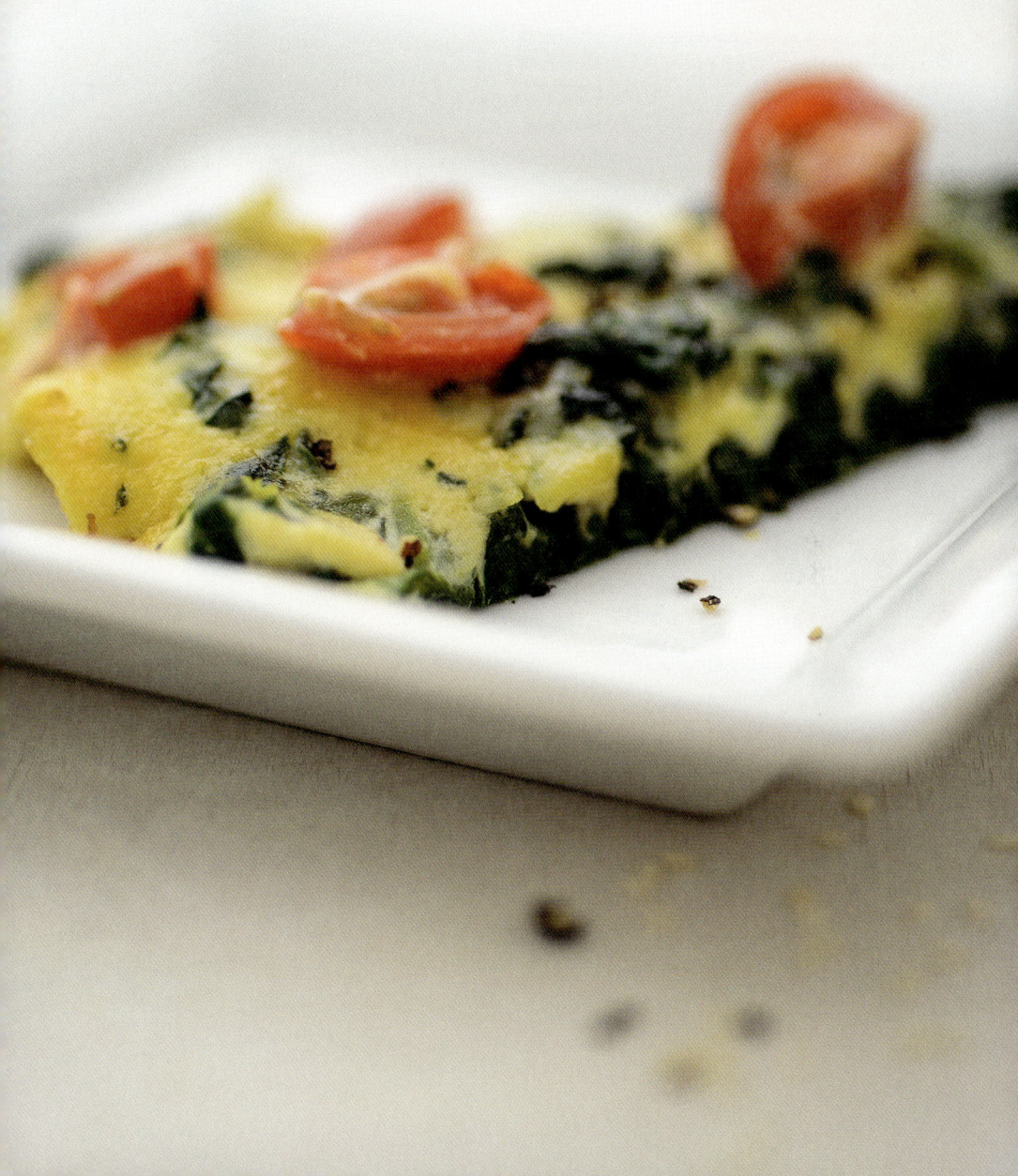

Glasnudelsalat, thailändisch

Rezeptfoto: S. 89

Zubereitungszeit: 30 Minuten	
Eine Portion enthält:	
472 kcal/1974 kJ	56,5 g Kohlenhydrate
25,6 g Eiweiß	8,5 g Ballaststoffe
15,3 g Fett	

Zutaten für 2 Portionen

100 g Glasnudeln

150 g Hähnchenbrust

Salz

Pfeffer

4 EL Rapsöl

50 g Eisbergsalat

200 g Möhren

2 EL Reisessig

1 EL Sojasauce

1 EL Reissirup

6 Stiele frischer Koriander

2 EL Erdnusskerne, geröstet

Zubereitung

1 Die Glasnudeln nach Packungsangabe einweichen und abtropfen lassen.

2 Hähnchenbrust salzen und pfeffern. In einer Pfanne 1 EL Rapsöl erhitzen, darin die Hähnchenbrust braten. Etwas abkühlen lassen und in Stücke schneiden.

3 Den Eisbergsalat waschen und in mundgerechte Stücke schneiden, Die Möhren schälen, putzen und grob raspeln.

4 Für das Dressing den Reisessig mit Sojasauce, Reissirup und Rapsöl verrühren.

5 Nudeln, Möhren und Salat mit dem Dressing vermischen. Vom Koriander die Blättchen abzupfen und mit den Erdnüssen über den Salat streuen.

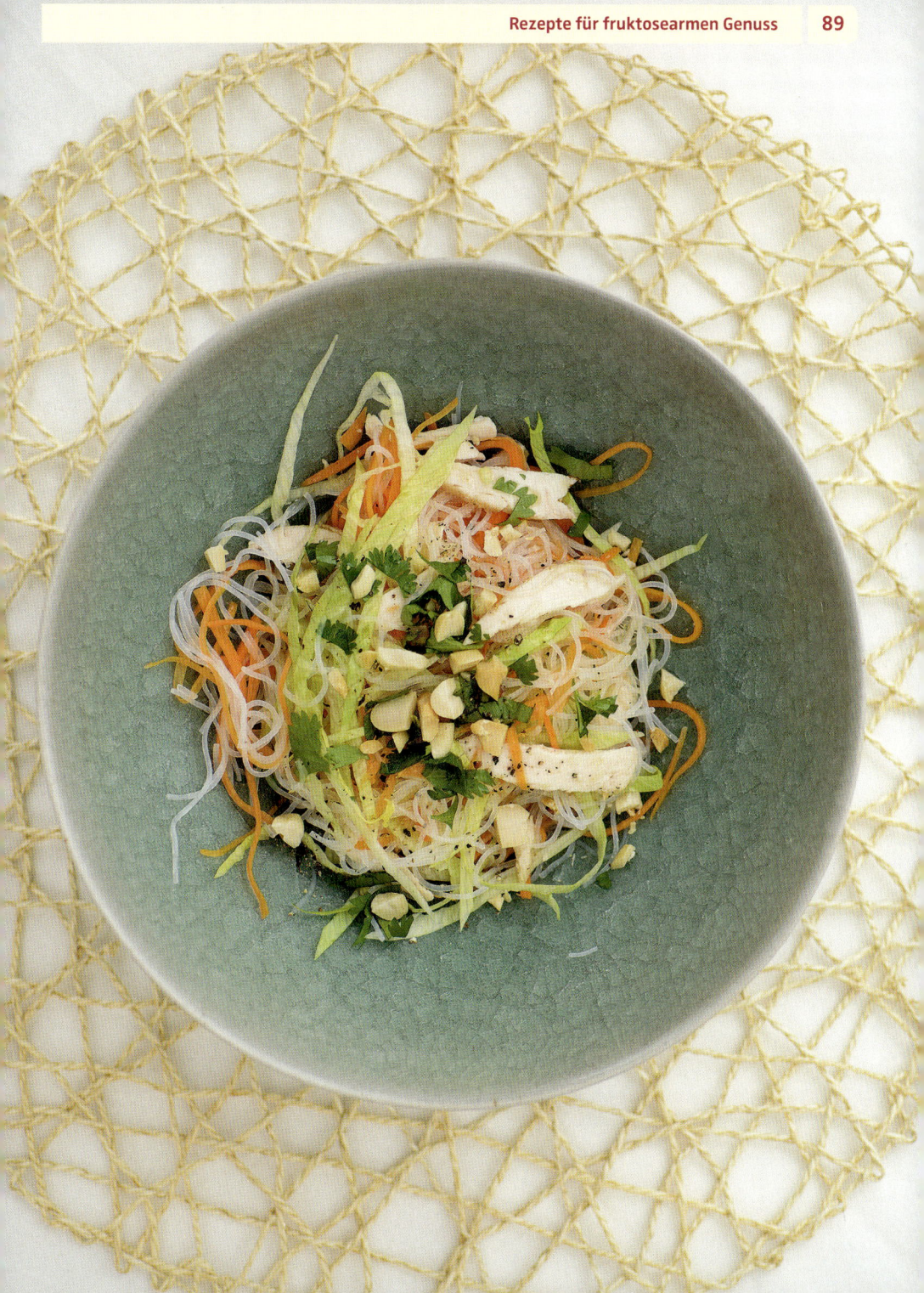

Wrap mit Grillgemüse

Rezeptfoto: S. 91

Zubereitungszeit: 30 Minuten

Eine Portion enthält:

517 kcal/2163 kJ	49 g Kohlenhydrate
16,2 g Eiweiß	11 g Ballaststoffe
27,9 g Fett	

Zutaten für 2 Portionen

1 Zucchini (ca. 200 g)

100 g Champignons

2 Tomaten

2 EL Olivenöl

Salz

Pfeffer

Paprika

100 g Joghurt

2 EL Tahini (Sesampaste)

Kreuzkümmel, gemahlen

2 Weizentortillas

Zubereitung

1   Den Backofen auf der Grillstufe vorheizen.

2   Zucchini waschen, putzen und mit einem Sparschäler in Längsstreifen schneiden. Champignons und Tomaten waschen, putzen und in feine Scheiben schneiden. Das Gemüse auf ein mit Backpapier belegtes Backblech legen.

3   Olivenöl mit Salz, Pfeffer und Paprika verrühren und das Gemüse damit einpinseln.

4   Das Gemüse im Backofen 5 Minuten grillen.

5   Joghurt mit Tahini mischen, mit Salz und Kreuzkümmel würzen. Die Tortillas auf einen großen Teller legen. Das gegrillte Gemüse darauf verteilen, die Sauce darüber geben und die Tortillas einrollen.

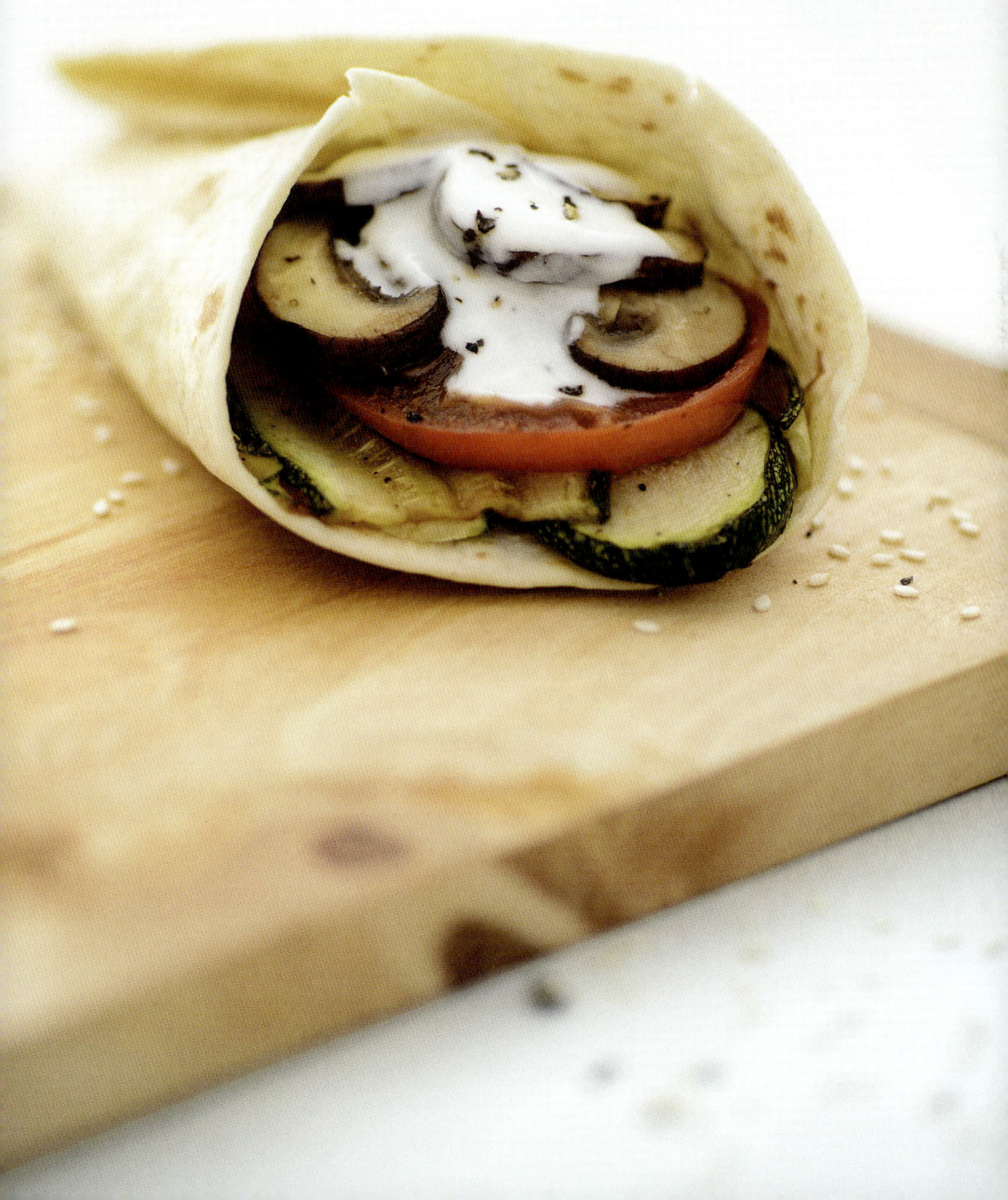

Indischer Biryani-Reis

Zubereitungszeit: 50 Minuten

Eine Portion enthält:

498 kcal/2081kJ	55 g Kohlenhydrate
14 g Eiweiß	8 g Ballaststoffe
24 g Fett	

Zutaten für 2 Portionen

100 g Basmatireis

Salz

200 g Blumenkohl, frisch oder TK

200 g Möhren

1 walnussgroßes Stück Ingwer

1 EL Butter

Salz

Kardamom

Curry

½ TL Koriandersamen

1 Stück Zimtstange

40 g Cashewkerne

150 g griechischer Joghurt, 10 % Fett

Zubereitung

1 Den Reis kalt abspülen, in reichlich Salzwasser geben, aufkochen und 10 Minuten köcheln lassen. In ein Sieb abgießen und abtropfen lassen.

2 Den Blumenkohl in kleine Röschen zerteilen. Die Möhren schälen, putzen und in Scheiben schneiden. Den Ingwer schälen und sehr fein würfeln.

3 Die Butter in einer Pfanne zerlassen und den Ingwer darin anrösten. Gemüse zugeben und bei geringer Hitze 5 Minuten unter Rühren anschwitzen. Salz, Kardamom und Curry zugeben. Die Koriandersamen im Mörser zerstoßen und mit der Zimtstange ebenfalls zugeben. Etwas Wasser angießen und das Gemüse 10 Minuten zugedeckt garen.

4 Den Reis zugeben und mit Salz und Curry abschmecken. Mit Cashewkernen bestreuen und mit Joghurt servieren.

Penne mit Mandel-Brokkoli-Sauce

Zubereitungszeit: 30 Minuten

Eine Portion enthält:

535 kcal/2244 kJ	63 g Kohlenhydrate
19,5 g Eiweiß	8 g Ballaststoffe
22,5 g Fett	

Zutaten für 2 Portionen

250 g Brokkoli, frisch oder TK

25 g gemahlene Mandeln

100 ml Gemüsebrühe

2 EL Olivenöl

2 EL Schmand

Salz

Pfeffer

2 Stiele frisches Basilikum

150 g Penne

Zubereitung

1 Frischen Brokkoli waschen, putzen und in kleine Röschen zerteilen, den Strunk in Stücke schneiden. Brokkoli in reichlich kochendem Salzwasser 10 Minuten bissfest garen. Abgießen und in einem Sieb abtropfen lassen.

2 Für die Sauce die Mandeln in einem kleinen Topf rösten. Mit der Gemüsebrühe ablöschen, Olivenöl, Schmand und die Hälfte des Brokkoli zugeben. Alles mit dem Pürierstab pürieren. Salzen, pfeffern und die übrigen Brokkoliröschen unterrühren.

3 Penne mit der Brokkolisauce vermischen und servieren.

Rote-Bete-Päckchen mit Nussdip

Rezeptfoto: S. 95

Zubereitungszeit: 30 Minuten
Backzeit: 45 Minuten

Eine Portion enthält:

614 kcal/2573 kJ	63 g Kohlenhydrate
11,5 g Eiweiß	9 g Ballaststoffe
35 g Fett	

Zutaten für 2 Portionen

4 Rote-Bete-Knollen

6 Kartoffeln

2 EL Olivenöl

1 EL Reissirup

Salz

Pfeffer

1 TL Fenchelsaat

Für den Dip

150 g Schmand

30 g geriebene Haselnüsse

Zubereitung

1 Den Backofen auf 200 °C (Umluft: 180 °C) vorheizen.

2 Die Rote Bete waschen, schälen und vierteln. Die Kartoffeln gründlich waschen, evtl. bürsten und ebenfalls vierteln. Beides in eine Schüssel geben.

3 Olivenöl, Reissirup, Salz, Pfeffer und Fenchelsaat verrühren und gut mit dem Gemüse vermischen.

4 2 Stücke Backpapier auf die Arbeitsplatte legen und die Mischung darauf verteilen. Das Papier einschlagen und wie ein Bonbon verschließen.

5 Die Päckchen auf ein Backblech legen und im vorgeheizten Backofen 45 Minuten garen.

6 Für den Nussdip den Schmand mit Haselnüssen und etwas Salz verrühren.

TIPP

Verarbeiten Sie die Rote Bete sorgsam und am besten mit Handschuhen. Sie färbt sehr stark und die Flecken sind schwer zu entfernen.

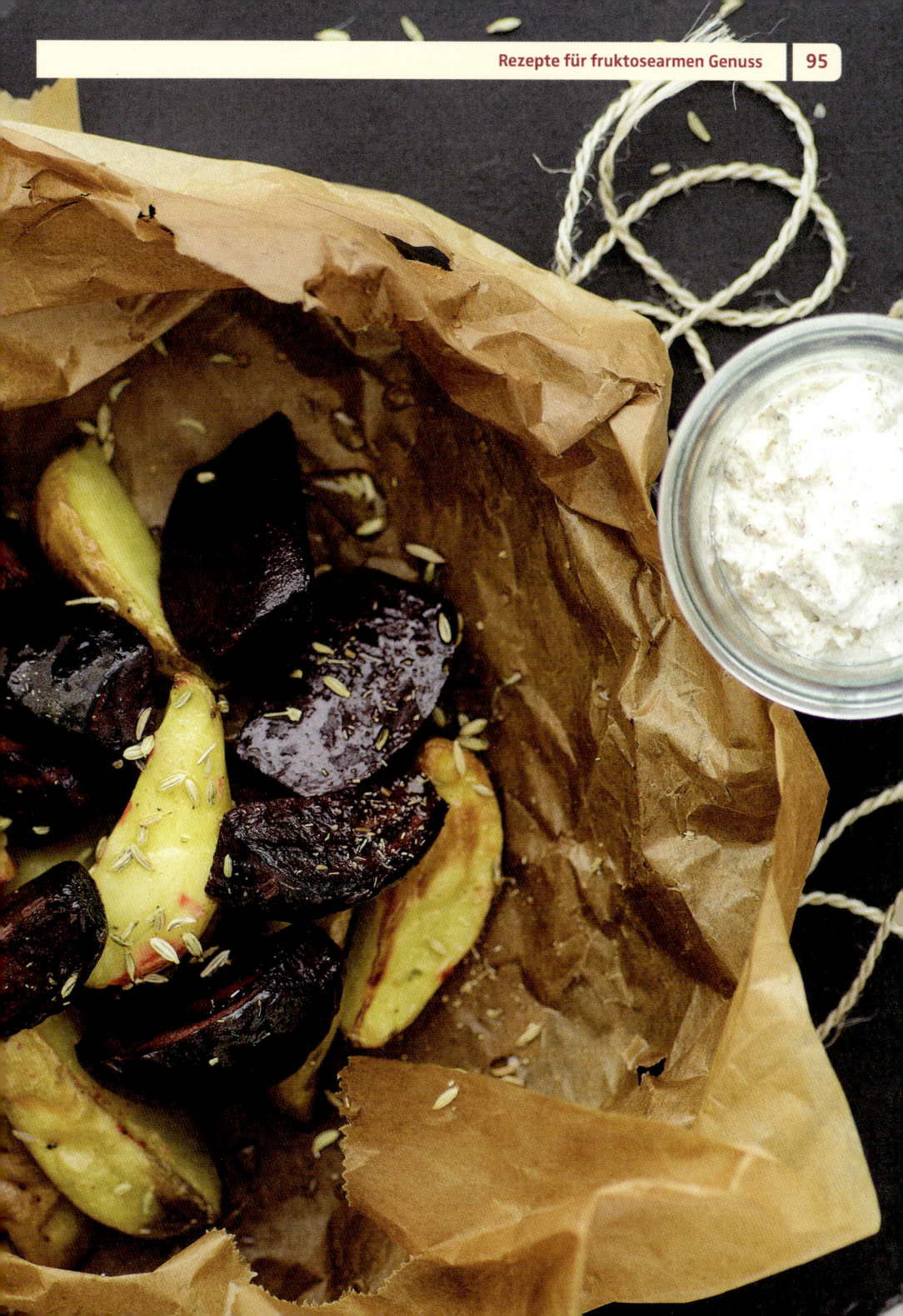

Gratinierte Polenta mit Pilzen

Zubereitungszeit: 30 Minuten
Backzeit: 20 Minuten

Eine Portion enthält:

400 kcal/1675 kJ	33 g Kohlenhydrate
14,5 g Eiweiß	5 g Ballaststoffe
23 g Fett	

Zutaten für 2 Portionen

200 ml Gemüsebrühe

100 ml Vollmilch

25 g Butter

Salz

Muskat

75 g Polentagrieß

200 g braune Champignons

1 EL Rapsöl

2 Tomaten

Pfeffer

30 g Bergkäse, gerieben

Zubereitung

1 Den Backofen auf 200 °C Ober-/Unterhitze vorheizen. (Umluft ist nicht empfehlenswert.)

2 Gemüsebrühe mit Milch, 20 g Butter, Salz und Muskat in einem Topf aufkochen. Den Polentagrieß unter Rühren einstreuen und 1 Minute leicht kochen lassen.

3 Eine kleine Auflaufform mit der restlichen Butter ausstreichen. Die Polenta hineinfüllen und glattstreichen.

4 Champignons putzen und in Scheiben schneiden. In einer Pfanne das Rapsöl erhitzen, darin die Champignons 1 Minute anschwitzen.

5 Die Tomaten waschen, putzen und in Scheiben schneiden und mit den Pilzen auf der Polenta verteilen. Das Ganze salzen und pfeffern und mit dem geriebenen Bergkäse bestreuen. Im vorgeheizten Backofen etwa 20 Minuten überbacken.

Italienische Gemüsequiche

Zubereitungszeit: 30 Minuten
Kühlzeit: 30 Minuten
Backzeit: 45 Minuten

Eine Portion enthält:

420 kcal/1758 kJ	36 g Kohlenhydrate
11 g Eiweiß	3,5 g Ballaststoffe
25,5 g Fett	

Zutaten für 1 Quiche, 6 Portionen

Für den Teig

125 g Butter

250 g Mehl

½ TL Salz

1 Ei

Für den Belag

300 g Zucchini

1 rote Paprikaschote

300 g Tomaten

50 g schwarze Oliven

2 Eier

150 ml Vollmilch

50 g Sahne

Pfeffer

Oregano, getrocknet

Zubereitung

1 Butter, Mehl, Salz und Ei zügig zu einem glatten Teig kneten. In Frischhaltefolie einwickeln und 30 Minuten kalt stellen.

2 Den Backofen auf 180 °C (Umluft: 160 °C) vorheizen

3 Die Zucchini waschen, putzen und in dünne Scheiben schneiden. Paprika waschen, putzen und in dünne Streifen schneiden. Tomaten waschen und in Scheiben schneiden.

4 Den Teig auf einer bemehlten Arbeitsfläche ausrollen und in eine Springform geben, dabei einen 2 cm hohen Rand formen. Gemüse und Oliven auf dem Teig verteilen.

5 Eier mit Milch und Sahne verrühren, kräftig mit Salz, Pfeffer und Oregano würzen und über das Gemüse geben.

6 Die Quiche im vorgeheizten Backofen etwa 45 Minuten backen.

Hirsecreme mit Himbeersauce

Zubereitungszeit: 10 Minuten
Quellzeit: 25 Minuten
Kühlzeit: 20 Minuten

Eine Portion enthält:

405 kcal/1695 kJ   63,5 g Kohlenhydrate

10,5 g Eiweiß   4 g Ballaststoffe

11 g Fett

Zutaten für 2 Portionen

80 g Hirse

¼ l Vollmilch

1 Prise Salz

100 g Himbeeren, frisch oder TK

2 EL Traubenzucker

1 Msp. Vanillemark

2 EL Reissirup

100 g griechischer Joghurt, 10 % Fett

Zubereitung

1 Die Hirse mit Milch und Salz in einen Kochtopf geben und zum Kochen bringen. Einmal aufkochen und dann bei geringer Hitze 25 Minuten ausquellen lassen. Ab und zu umrühren. Abkühlen lassen.

2 Für die Himbeersauce die Himbeeren mit Traubenzucker und Vanillemark pürieren.

3 Die abgekühlte Hirse mit Reissirup süßen und den Joghurt unterrühren. Mit der Himbeersauce servieren.

Fruchtquark mit Mandelkrokant

Zubereitungszeit: 20 Minuten

Eine Portion enthält:

315 kcal/1321 kJ   33 g Kohlenhydrate

21 g Eiweiß   3,5 g Ballaststoffe

10,5 g Fett

Zutaten für 1 Portion

150 g Quark, 20 % Fett

1 TL Reissirup

1 Nektarine

1 TL Traubenzucker

1 EL Mandelstifte

Zubereitung

1 Den Quark mit Reissirup glattrühren. Die Nektarine waschen, in Würfel schneiden und unterheben.

2 Für den Mandelkrokant den Traubenzucker in einer kleinen Pfanne bei mittlerer Hitze schmelzen und die Mandelstifte darin wenden. Auf ein Stück geölte Alufolie geben und erkalten lassen. In Stücke brechen und zum Quark servieren.

Beerengrütze mit Kokossahne

Zubereitungszeit: 20 Minuten

Eine Portion enthält:

222 kcal/931 kJ   28 g Kohlenhydrate

2 g Eiweiß   1,5 g Ballaststoffe

11 g Fett

Zutaten für 2 Portionen

150 g gemischte Beeren, TK

4 EL Traubenzucker

1 TL abgeriebene Zitronenschale

1 TL Speisestärke

120 ml Kokoscreme, gekühlt

Zubereitung

1 Die Beerenfrüchte mit 100 ml Wasser, Traubenzucker und Zitronenschale in einen Topf geben und das Ganze zum Kochen bringen.

2 Die Speisestärke mit etwas kaltem Wasser glattrühren und zu den Beeren geben, um sie anzudicken. Einmal aufkochen lassen, dann in eine Schale füllen und abkühlen lassen.

3 Die gekühlte Kokoscreme mit einem Mixer cremig aufschlagen und zu der Grütze servieren.

Vitamin-Smoothie

Zubereitungszeit: 5 Minuten

Eine Portion enthält:

105 kcal/437 kJ   16,5 g Kohlenhydrate

3 g Eiweiß   1 g Ballaststoffe

2 g Fett

Zutaten für 1 Portion

½ Banane

1 dünne Scheibe Ingwer

75 ml Möhrensaft

50 g Joghurt, 3,5 % Fett

2 EL Zitronensaft

Eiswürfel

Zubereitung

1 Banane und Ingwer schälen. Zusammen mit Möhrensaft, Joghurt und Zitronensaft mit dem Mixer oder Pürierstab fein pürieren.

2 Den Smoothie mit Eiswürfeln servieren.

Süße Polenta mit Pistazienpesto

Rezeptfoto: S. 101

Zubereitungszeit: 35 Minuten

Eine Portion enthält:

534 kcal/2236 kJ	75 g Kohlenhydrate
13,5 g Eiweiß	3,5 g Ballaststoffe
19,5 g Fett	

Zutaten für 1 Portion

¼ l Vollmilch

25 g Maisgrieß

3 EL Reissirup

1 Prise Salz

1 TL abgeriebene Orangenschale

1 EL gemahlene Pistazien

1 TL abgeriebene Zitronenschale

1 TL Rapsöl

½ Banane

Zubereitung

1   Die Milch zum Kochen bringen, Grieß einstreuen und unter Rühren 2 Minuten köcheln lassen. 2 EL Reissirup, Salz und Orangenschale unterrühren und abkühlen lassen.

2   Für das Pesto die Pistazien mit Zitronenschale, 1 EL Reissirup und Öl verrühren.

3   Die Banane in Scheiben schneiden und auf der Polenta verteilen. Mit dem Pistazienpesto servieren.

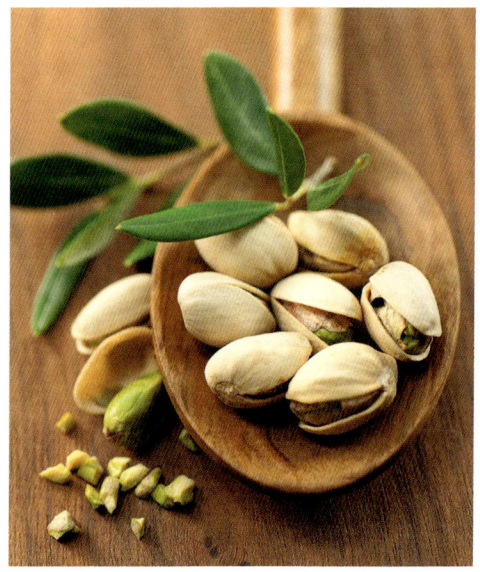

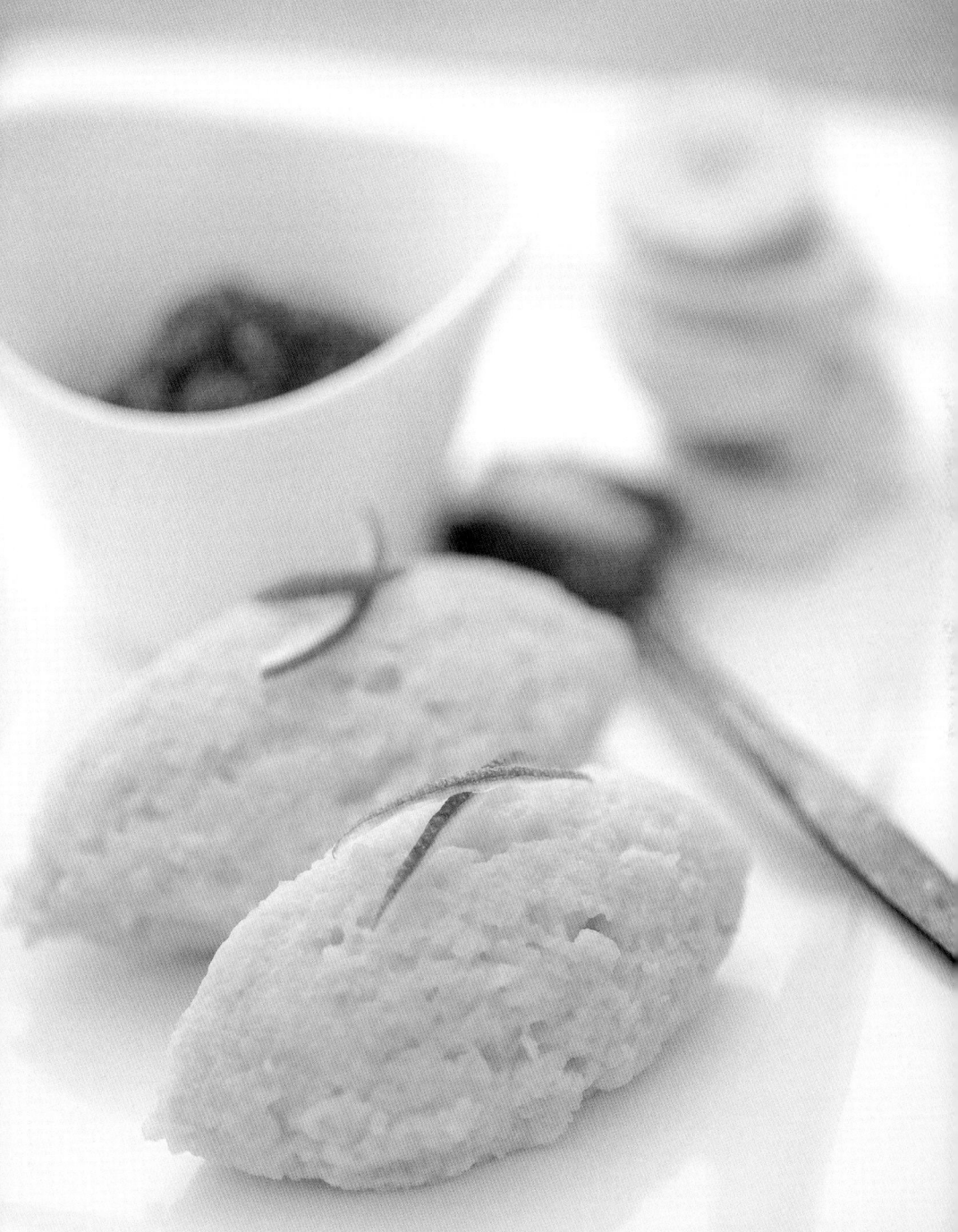

Ricottacreme mit Papayakompott

Zubereitungszeit: 10 Minuten

Eine Portion enthält:

249 kcal/1040 kJ	24 g Kohlenhydrate
15 g Eiweiß	2 g Ballaststoffe
10 g Fett	

Zutaten für 2 Portionen

250 g Ricotta

2 EL Reissirup

1 TL Zitronensaft

200 g Papaya

1 Stück Vanilleschote

1 EL Reissirup

Zubereitung

1 Ricotta mit Reissirup und Zitronensaft glattrühren.

2 Die Papaya schälen und würfeln. Die Vanilleschote aufschneiden und mit dem Reissirup in einem Topf erwärmen. Die Papayastücke zugeben und mischen.

3 Das Papayakompott etwas durchziehen lassen, dann mit der Ricottacreme servieren.

Johannisbeerküchlein

Rezeptfoto: S. 103

Zubereitungszeit: 30 Minuten

Eine Portion enthält:

405 kcal/1906 kJ	53 g Kohlenhydrate
9,5 g Eiweiß	3 g Ballaststoffe
22 g Fett	

Zutaten für 2 Portionen

75 g Mehl

1 Ei

100 g saure Sahne

2 EL Reissirup

1 Prise Salz

1 Msp. Backpulver

100 g Johannisbeeren, frisch oder TK

1 EL Traubenzucker

2 EL Rapsöl

Zubereitung

1 Mehl, Ei, saure Sahne, Reissirup, Salz und Backpulver zu einem dicken Pfannkuchenteig rühren.

2 Die Johannisbeeren waschen und von den Rispen lösen. Die Beeren mit Traubenzucker vermischen.

3 Das Öl in einer Pfanne erhitzen. Den Pfannkuchenteig esslöffelweise in die Pfanne geben, jeweils ein paar Johannisbeeren darauf verteilen und ausbacken.

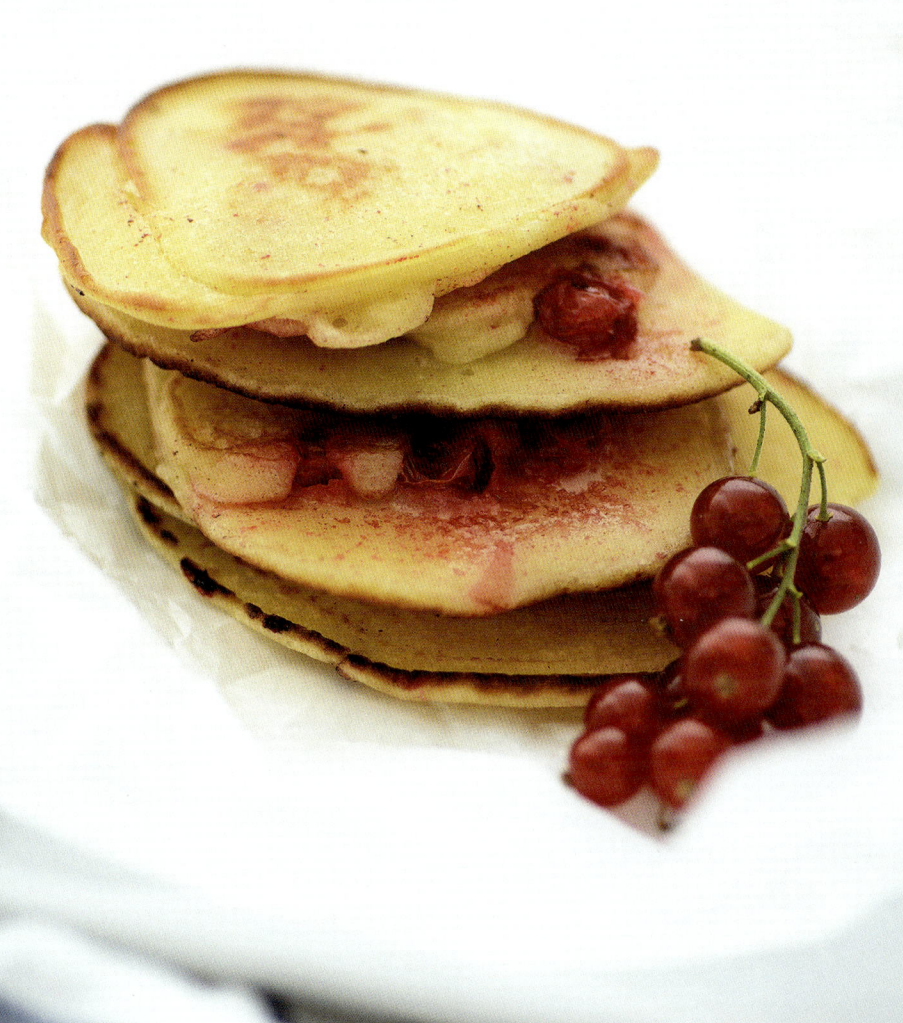

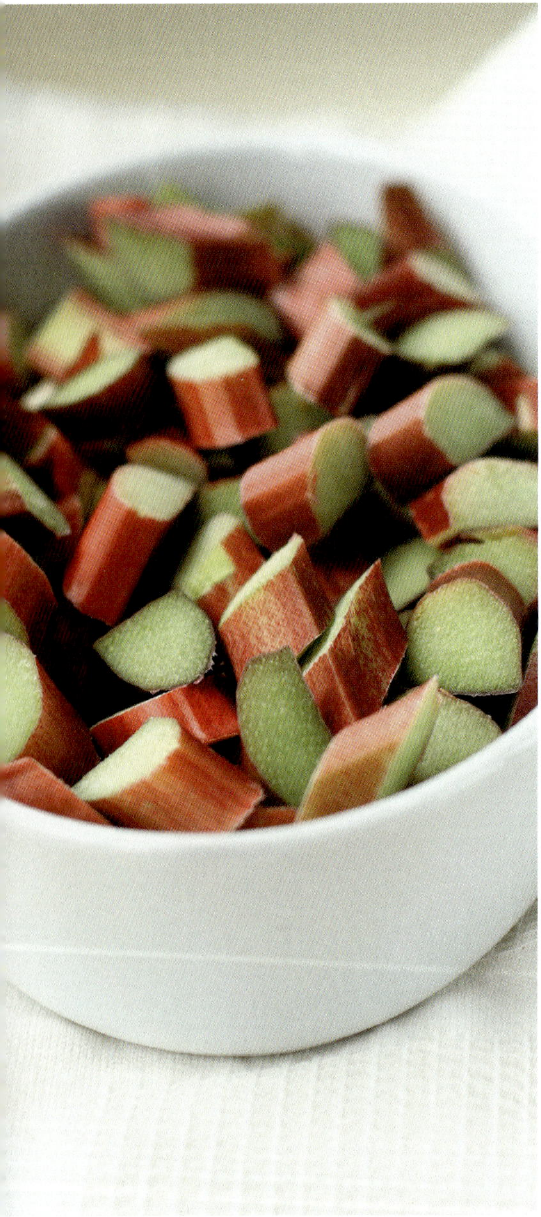

Rhabarber-Joghurt-Eis
Rezeptfoto: S. 105

Zubereitungszeit: 15 Minuten
Gefrierzeit: 4 Stunden

Eine Portion enthält:

269 kcal/1128 kJ   45 g Kohlenhydrate

3 g Eiweiß   3,5 g Ballaststoffe

8 g Fett

Zutaten für 2 Portionen

150 g Rhabarber, frisch oder TK

80 g Traubenzucker

50 g Himbeeren

1 Msp. Vanillemark

150 g Sahnejoghurt

Zubereitung

1 Den Rhabarber in Stücke schneiden und mit Traubenzucker und 1 EL Wasser weich dünsten. Abkühlen lassen.

2 Himbeeren waschen, zusammen mit dem Vanillemark zum Rhabarber geben. Alles fein pürieren.

3 Den Joghurt unterrühren und die Masse in Stieleis-Förmchen füllen. Vier Stunden durchfrieren lassen.

TIPP

Noch mehr leckere Eis-Rezepte finden Sie hier.
http://lecker-ohne.de/2105

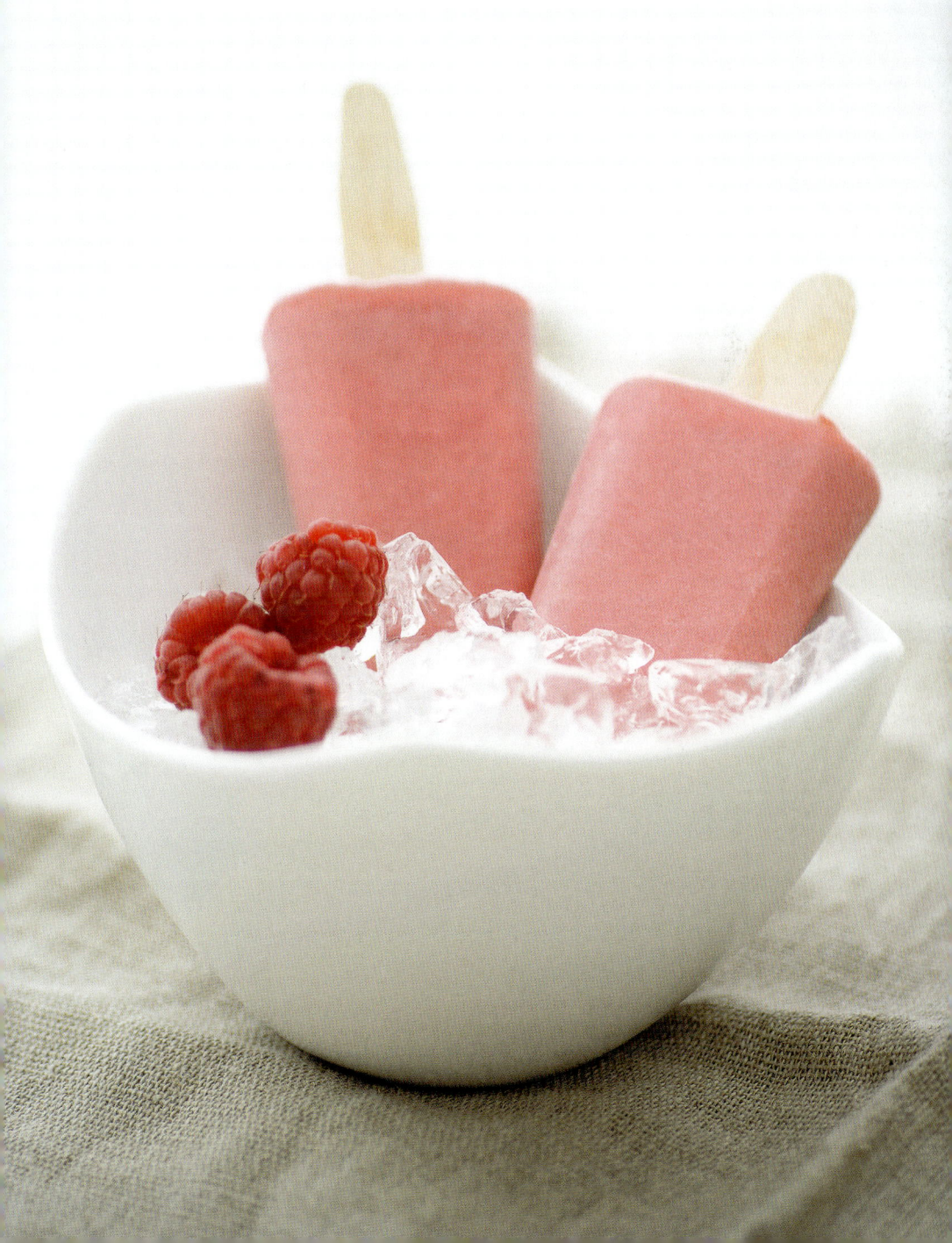

Erdbeertörtchen

Rezeptfoto: S. 109

Zubereitungszeit: 35 Minuten
Backzeit: 30 Minuten

Eine Portion enthält:

181kcal/759 kJ	23,5 g Kohlenhydrate
5,5 g Eiweiß	1 g Ballaststoffe
7 g Fett	

Zutaten für 6 Stück

30 g Butter

6 Blätter Filoteig

2 Eier

150 g Quark

60 g Reissirup

1 TL Zitronenschale

1 Prise Salz

200 g Erdbeeren

1 EL Traubenzucker

Zubereitung

1 Den Backofen auf 180 °C Ober-/Unterhitze vorheizen (Umluft ist nicht empfehlenswert).

2 Die Butter schmelzen lassen. Die Filoteigblätter je in vier Rechtecke schneiden, mit Butter bepinseln und jeweils vier Rechtecke übereinander in eine Muffinform legen.

3 Die Eier trennen. Eigelb mit Quark, Reissirup und Zitronenschale verrühren. Das Eiweiß mit einer Prise Salz steif schlagen und unterheben.

4 Die Törtchen mit der Quarkmasse füllen und im vorgeheizten Backofen 30 Minuten backen. Die fertigen Törtchen vorsichtig aus der Form nehmen und abkühlen lassen.

5 Die Erdbeeren putzen, vierteln und mit Traubenzucker mischen. Auf die abgekühlten Törtchen geben.

TIPP

Auch lecker mit Himbeeren – ein Rezept dafür finden Sie hier.
http://lecker-ohne.de/687

Vanilletörtchen

Zubereitungszeit: 30 Minuten
Backzeit: 15 Minuten

Ein Stück enthält:

213 kcal/893 kJ	21 g Kohlenhydrate
4,4 g Eiweiß	0,1 g Ballaststoffe
12,5 g Fett	

Zutaten für 12 Stück

450 g TK-Blätterteig

½ l Vollmilch

40 g Mehl

50 g Traubenzucker

1 Vanilleschote

3 Eigelb

Zimt

Zubereitung

1 Den Backofen auf 200 °C (Umluft: 180 °C) vorheizen.

2 Den Blätterteig auftauen und mit einem Glas Kreise ausstechen. Die Mulden eines Muffinblechs mit den Teigkreisen auslegen. In den Kühlschrank stellen.

3 100 ml Milch mit Mehl und Traubenzucker glattrühren. Die übrige Milch zum Kochen bringen.

4 Vanillestange aufschneiden, das Mark herauskratzen und mit der Vanillestange zur Milch geben. Die angerührte Milch unter Rühren zugeben und alles 3 Minuten kochen.

5 Etwas abkühlen lassen, die Vanillestange herausnehmen und die Eigelbe unterrühren.

6 Die Masse in die Teigformen füllen und im vorgeheizten Backofen 15 Minuten backen. Mit Zimt bestäuben.

Himbeer-Buttermilch-Mousse

Rezeptfoto: S. 109

Zubereitungszeit: 20 Minuten
Kühlzeit: ca. 90 Minuten

Eine Portion enthält:

373 kcal/1565 kJ	37 g Kohlenhydrate
9,5 g Eiweiß	2 g Ballaststoffe
20 g Fett	

Zutaten für 2 Portionen

2 Blatt Gelatine

100 g Himbeeren, frisch oder TK

1/8 l Buttermilch

60 g Traubenzucker

1 EL Zitronensaft

125 g Sahne

Zubereitung

1 Die Gelatine in kaltem Wasser einweichen. Himbeeren mit Buttermilch, Traubenzucker und Zitronensaft pürieren.

2 Gelatine mit wenig Wasser in einem Topf bei geringer Hitze unter Rühren auflösen. Etwa 2 EL von der Buttermilchmasse zur Gelatine geben und glatt rühren, dann nach und nach die restliche Masse in die Gelatine rühren. In den Kühlschrank stellen, bis die Masse anfängt fest zu werden.

3 Die Sahne steif schlagen und unterheben. Die Mousse mindestens 1 Stunde kalt stellen.

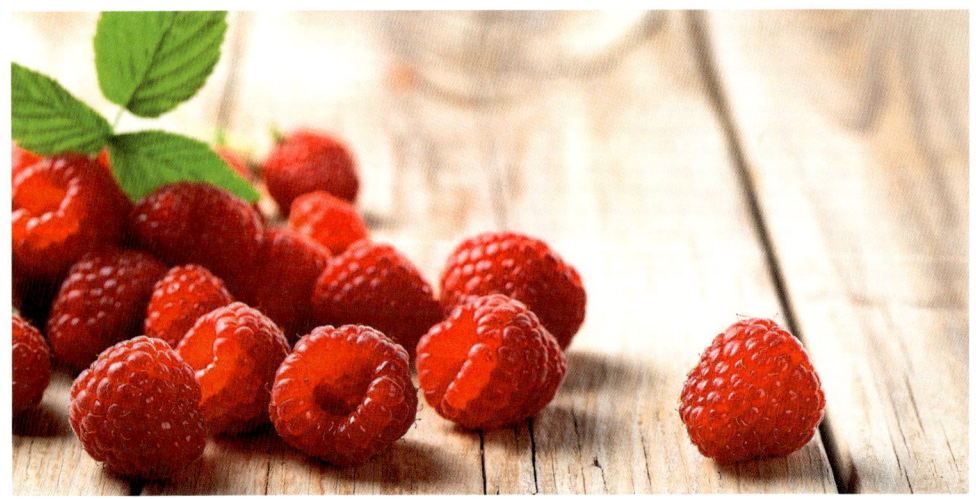

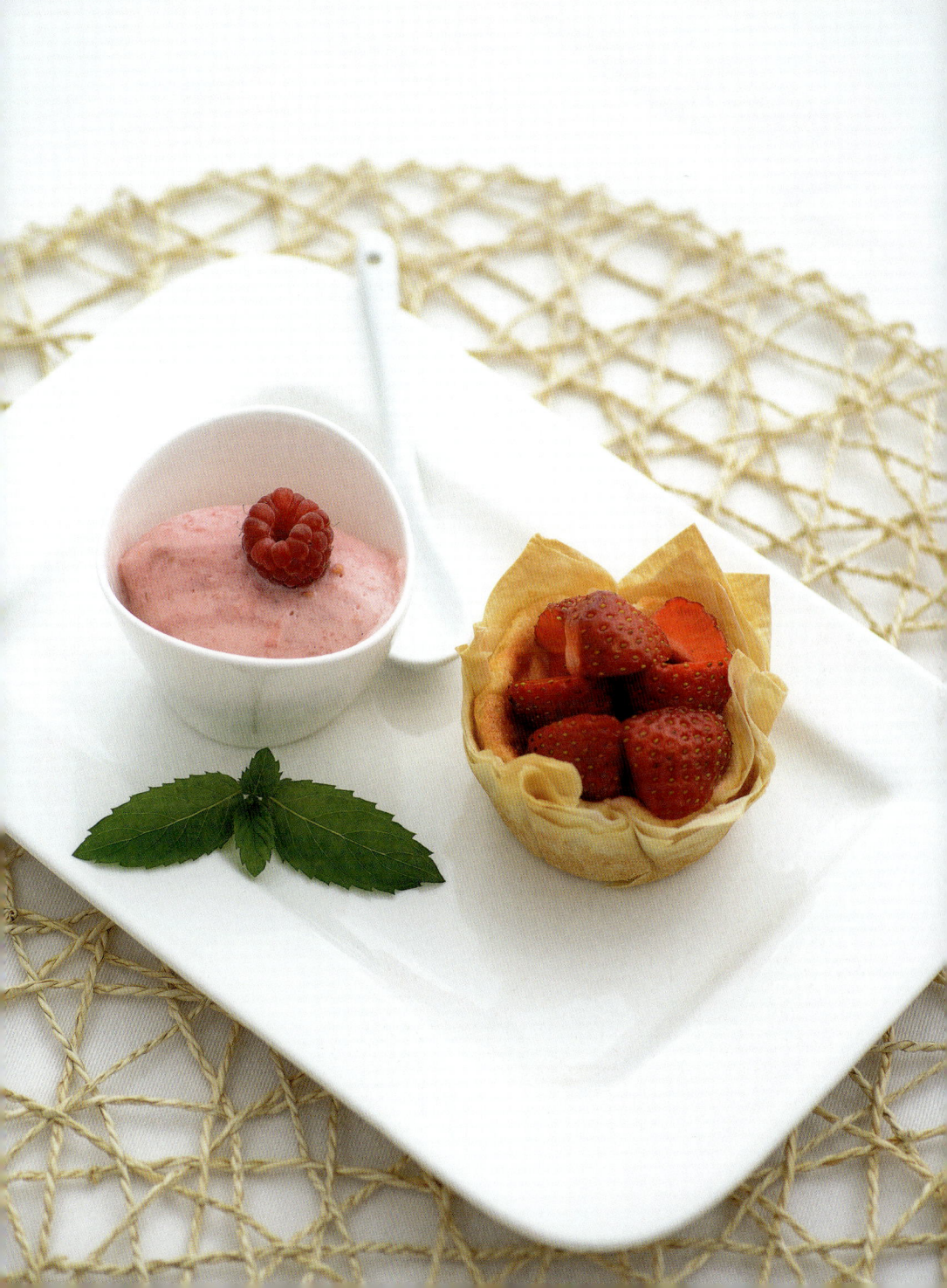

Gewürzter Zitronenkuchen

Rezeptfoto: S. 111

Zubereitungszeit: 30 Minuten
Backzeit: 60 Minuten

Eine Portion enthält:

325 kcal/1367 kJ	42 g Kohlenhydrate
5,8 g Eiweiß	1,2 g Ballaststoffe
15 g Fett	

Zutaten für 1 Kastenform (25 cm, 10 Stücke)

2 unbehandelte Zitronen

4 Eier

150 g Butter oder Margarine

200 g Traubenzucker

1 Prise Salz

300 g Mehl

½ Pck. Backpulver

80 ml Buttermilch

1 TL frischer Thymian, fein gehackt

1 TL frischer Rosmarin, fein gehackt

Zubereitung

1 Den Backofen auf 170 °C (Umluft: 160 °C) vorheizen.

2 Die Schale der Zitronen fein abreiben und den Saft auspressen. Die Eier trennen.

3 Butter, Traubenzucker, Salz und Eigelb mit dem Mixer cremig schlagen.

4 Mehl und Backpulver mischen und sieben. Buttermilch mit Zitronensaft, Zitronenschale, Thymian und Rosmarin verrühren und abwechselnd mit dem Mehl unter die Masse rühren. Eiweiß zu steifem Schnee schlagen und unterheben.

5 Den Teig in eine gebutterte Kastenform füllen und im vorgeheizten Backofen etwa 1 Stunde backen.

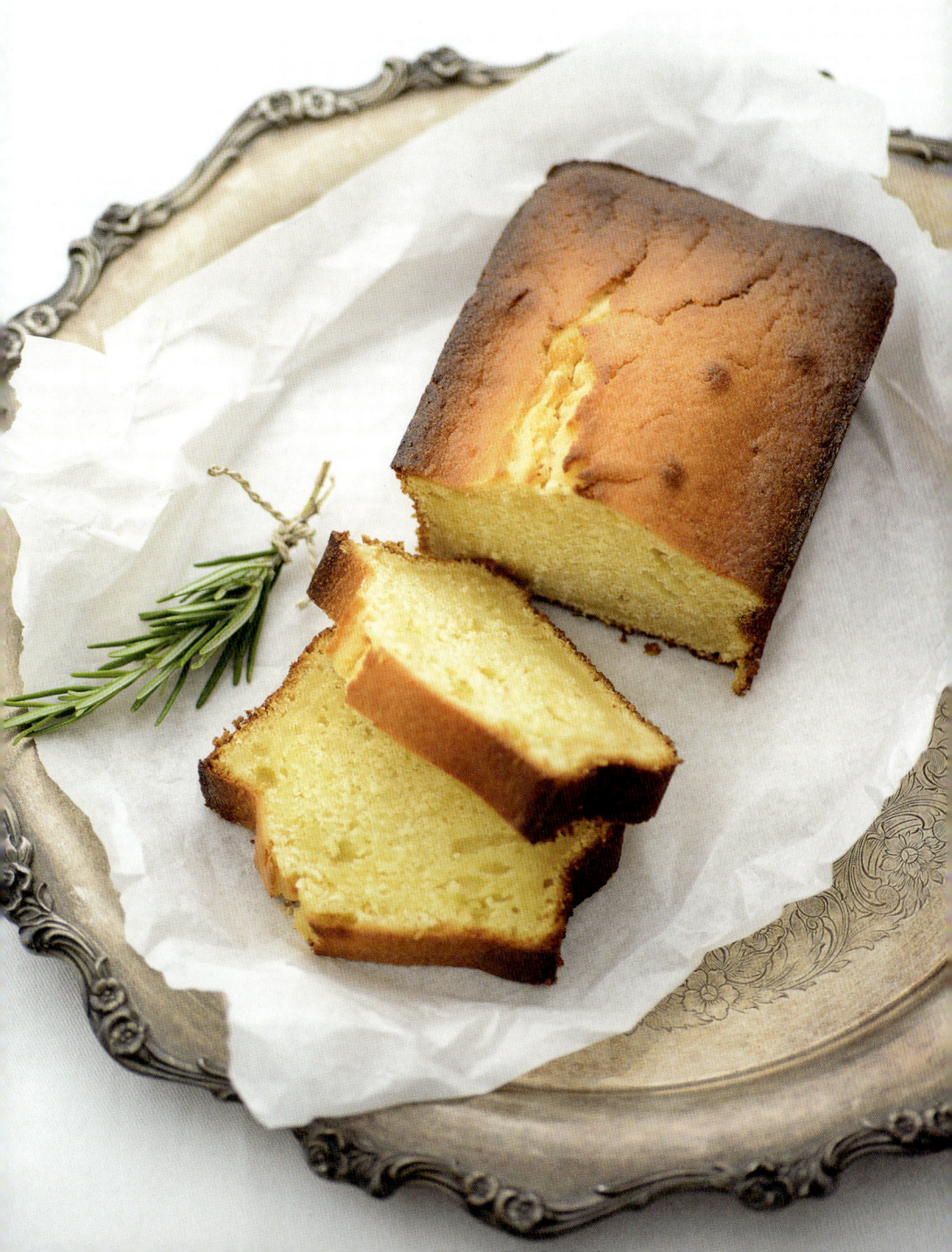

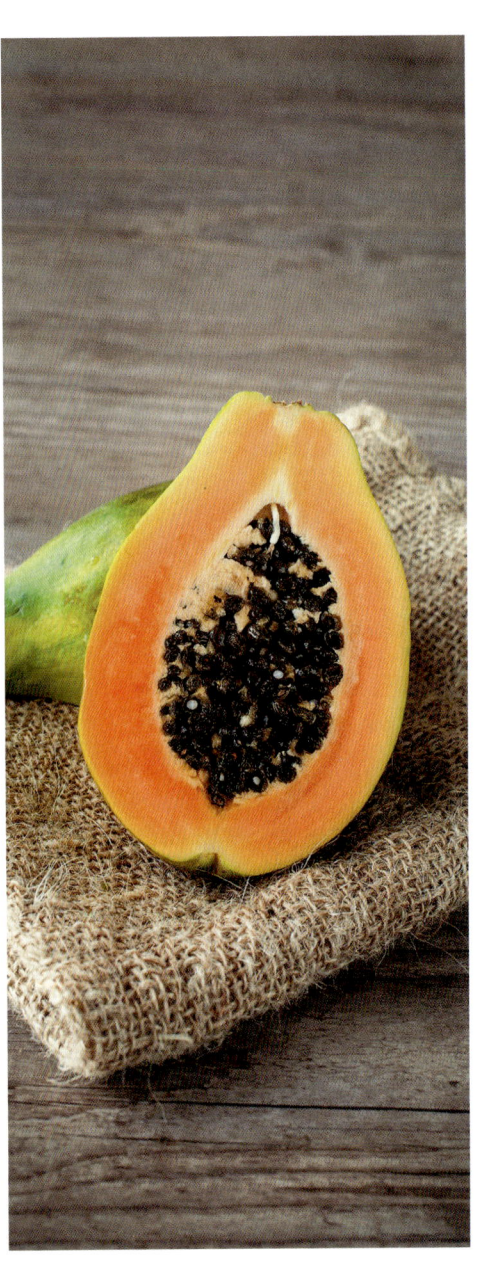

Papaya-Maracuja-Konfitüre

Rezeptfoto: S. 113

Zubereitungszeit: 25 Minuten

Eine Portion (ca. 30 g) enthält:

53 kcal/220 kJ	12,5 g Kohlenhydrate
0 g Eiweiß	0,5 g Ballaststoffe
0 g Fett	

Zutaten für 6 Gläser à 200 ml

750 g Papaya-Fruchtfleisch

2 Maracujas

Saft von 1 Limette

500 g Traubenzucker

1 Beutel Gelierpulver 2:1

Zubereitung

1   Das Papaya-Fruchtfleisch würfeln. Die Maracujas halbieren, das Fruchtfleisch herauslösen. Früchte zusammen mit dem Limettensaft in einen Topf geben.

2   Den Traubenzucker mit dem Gelierpulver mischen und zu den Früchten geben. Unter Rühren zum Kochen bringen und mindestens 3 Minuten sprudelnd kochen lassen.

3   Die Konfitüre sofort randvoll in heiß ausgespülte Gläser füllen. Die Gläser mit Schraubdeckeln verschließen, umdrehen und für mindestens 5 Minuten auf die Deckel stellen.

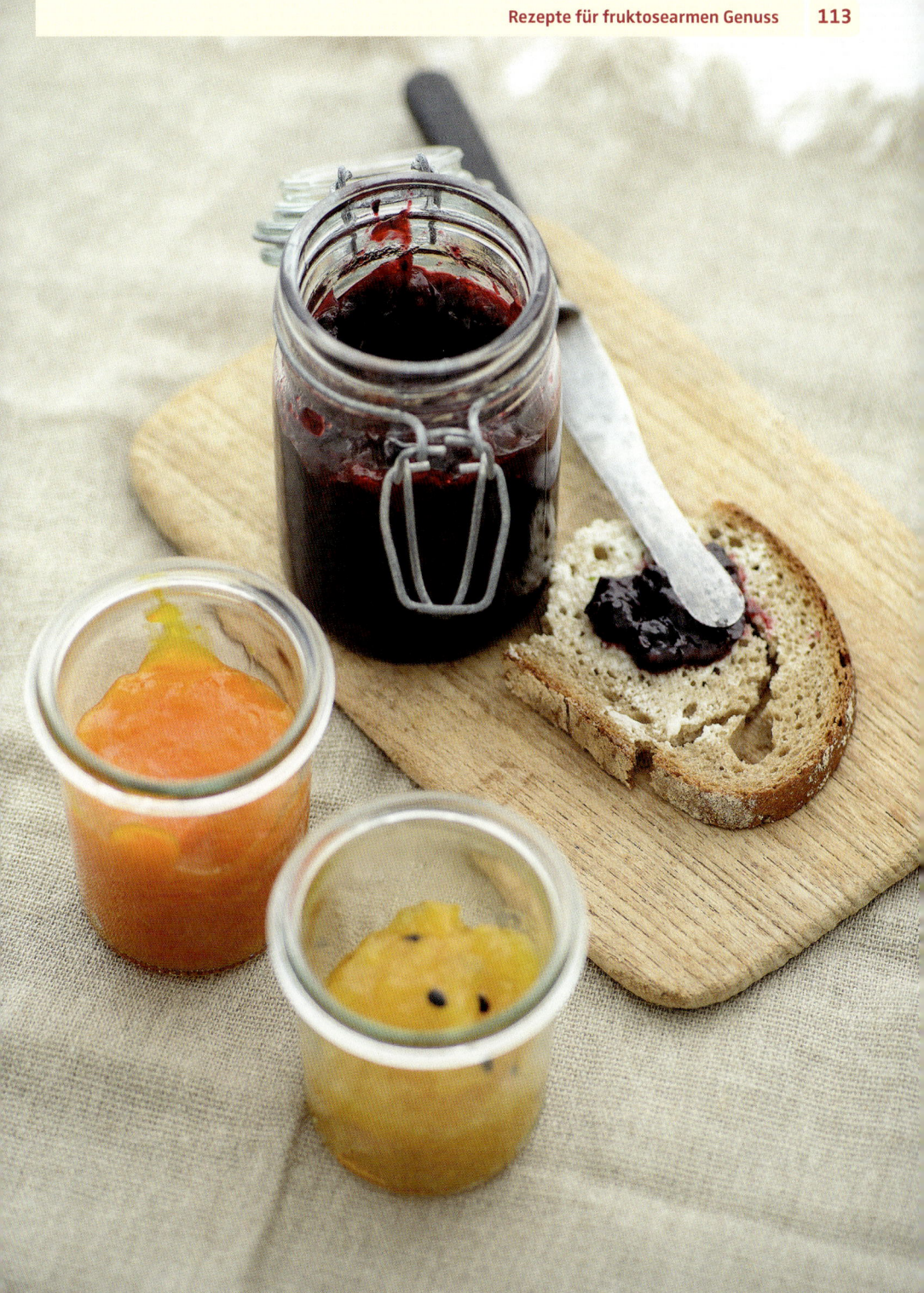

Kürbis-Orangen-Konfitüre

Rezeptfoto: S. 113

Zubereitungszeit: 30 Minuten

Eine Portion (ca. 30 g) enthält:

54 kcal/227 kJ	13 g Kohlenhydrate
0 g Eiweiß	0,5 g Ballaststoffe
0 g Fett	

Zutaten für 6 Gläser à 200 ml

800 g Kürbisfleisch (z. B. Hokkaido)

100 ml Zitronensaft

2 unbehandelte Orangen

600 g Traubenzucker

Gelierpulver 2:1

Zubereitung

1 Das Kürbisfleisch in kleine Würfel schneiden, in einen Topf geben. Zitronensaft zugeben. Die Schale von zwei Orangen abreiben und die Früchte auspressen. Orangenschale und Saft zum Kürbis geben.

2 Alles zum Kochen bringen und 10 Minuten bei geringer Hitze weich dünsten. Mit einem Pürierstab pürieren.

3 Traubenzucker und Gelierpulver mischen und zugeben. Mindestens 3 Minuten sprudelnd kochen lassen.

4 Die Konfitüre sofort randvoll in heiß ausgespülte Gläser füllen. Die Gläser mit Schraubdeckeln verschließen, umdrehen und für mindestens 5 Minuten auf den Deckel stellen.

Johannisbeer-Bananen-Konfitüre

Rezeptfoto: S. 113

Zubereitungszeit: 25 Minuten

Eine Portion enthält:

60 kcal/251 kJ	14 g Kohlenhydrate
0 g Eiweiß	1 g Ballaststoffe
0 g Fett	

Zutaten für 6 Gläser à 200 ml

600 g schwarze Johannisbeeren, frisch oder TK

400 g Bananen (Fruchtfleisch)

1 Vanilleschote

1 Pck. Gelierpulver 2:1

600 g Traubenzucker

Zubereitung

1 Johannisbeeren in einen Topf geben. Die Bananen in Stücke schneiden und dazu geben. Vanilleschote aufschneiden und das Vanillemark auskratzen. Mark und Vanilleschote zu den Früchten geben.

2 Gelierpulver und Traubenzucker mischen und zugeben. Alles zum Kochen bringen und unter Rühren 3 Minuten sprudelnd kochen. Vanilleschote herausnehmen.

3 Die Konfitüre sofort randvoll in heiß ausgespülte Gläser füllen. Die Gläser mit Schraubdeckeln verschließen, umdrehen und für mindestens 5 Minuten auf den Deckel stellen.

Espresso-Muffins

Zubereitungszeit: 35 Minuten
Backzeit: 30 Minuten

Ein Stück enthält:
273 kcal/975 kJ   27 g Kohlenhydrate
3,5 g Eiweiß   1,5 g Ballaststoffe
12 g Fett

Zutaten für 12 Muffins
200 ml Espresso
150 g Butter
180 g Traubenzucker
2 Eier
200 g Mehl
1 Prise Salz
1 TL Backpulver
50 g Kakaopulver
Für die Glasur
100 g Zartbitterschokolade
1 EL Espressobohnen

Zubereitung

1 200 ml Espresso kochen und abkühlen lassen.

2 Den Backofen auf 175 °C (Umluft: 160 °C) vorheizen. Die Mulden einer Muffinform mit Papierförmchen auslegen.

3 Butter und Traubenzucker cremig rühren, die Eier einzeln unterrühren. In einer zweiten Schüssel Mehl, Salz, Backpulver und Kakaopulver mischen und abwechselnd mit dem Espresso unter die Butter-Ei-Masse rühren.

4 Den Teig auf 12 Muffinförmchen verteilen und im vorgeheizten Backofen 30 Minuten backen. Die Muffins aus den Förmchen nehmen und abkühlen lassen.

5 Die Schokolade im Wasserbad schmelzen und die Muffins damit bestreichen. Mit Espressobohnen garnieren.

Schoko-Cookies
Rezeptfoto: S. 117

Zubereitungszeit: 20 Minuten
Kühlzeit: 60 Minuten
Backzeit: ca. 10 Minuten

Ein Stück enthält:

232 kcal/802 kJ	22 g Kohlenhydrate
2,4 g Eiweiß	0,7 g Ballaststoffe
10,4 g Fett	

Zutaten für 12 Stück

200 g Mehl

140 g Butter

120 g Traubenzucker

1 Ei

1 TL Natron

¼ TL Salz

100 g Zartbitterschokolade
(z. B. Filita, Frusano)

Zubereitung

1 Mehl mit Butter, Traubenzucker, Ei, Natron und Salz zu einem glatten Teig kneten. Schokolade grob hacken und unterkneten. Den Teig in Frischhaltefolie einwickeln und für 1 Stunde in den Kühlschrank legen.

2 Den Backofen auf 190 °C (Umluft: 175 °C) vorheizen.

3 Den Teig in 12 Portionen teilen und zu Kugeln formen. Diese mit reichlich Abstand auf ein Backblech legen und etwas platt drücken.

4 Die Cookies im vorgeheizten Backofen etwa 10 Minuten backen.

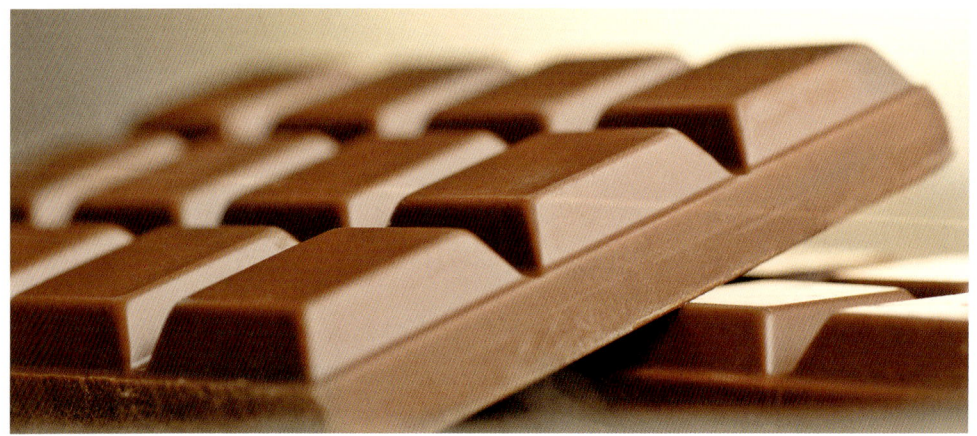

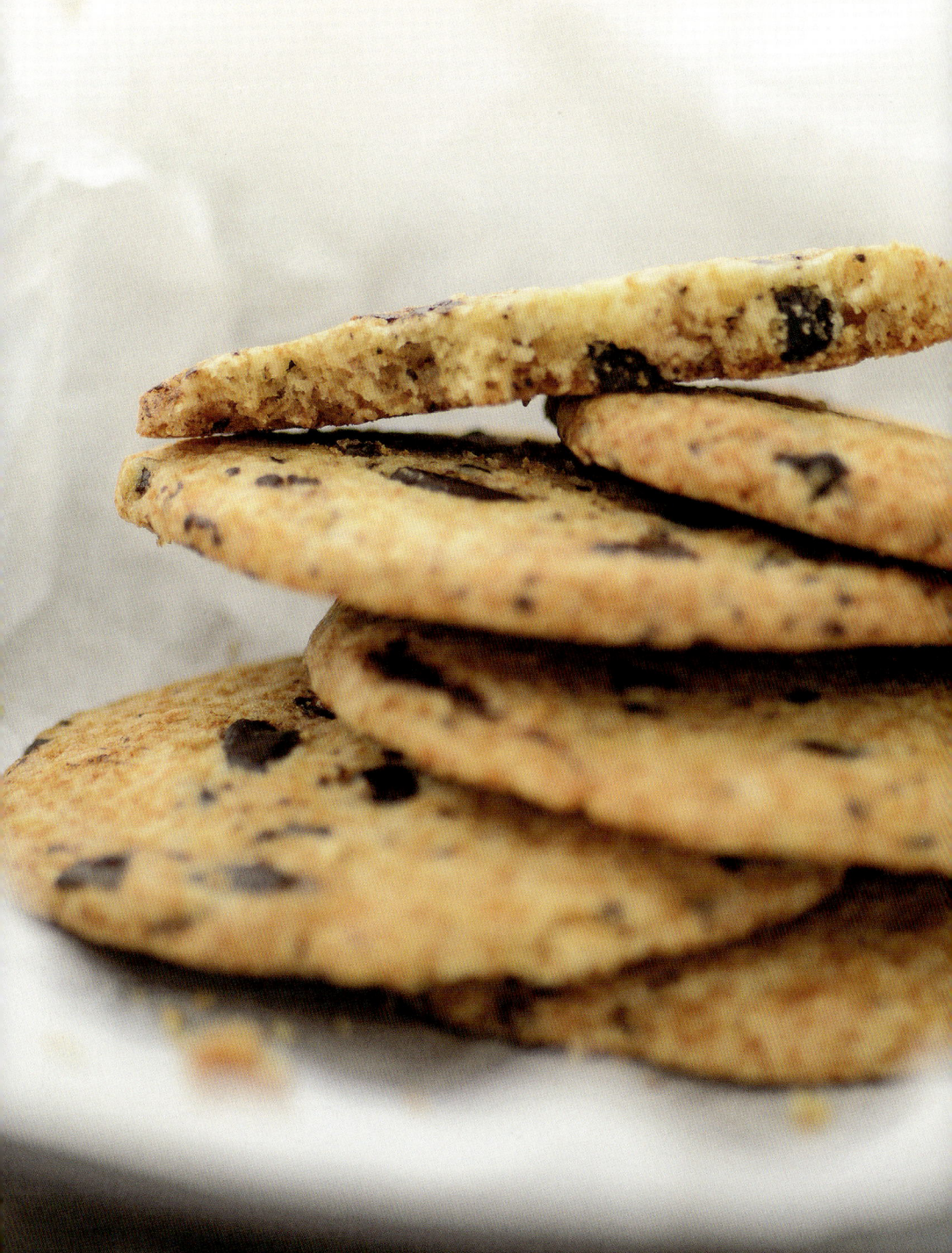

Nussröllchen

Rezeptfoto: S. 119

Zubereitungszeit: 15 Minuten
Backzeit: ca. 10 Minuten

Ein Stück enthält:

64 kcal/267 kJ	2,8 g Kohlenhydrate
1,4 g Eiweiß	0,4 g Ballaststoffe
3,5 g Fett	

Zutaten für 20 Stück

5 Blätter Filoteig

50 g gemahlene Walnüsse

1 Ei

2 EL weiche Butter

4 EL Reissirup

1 EL Kakao

1 Prise Salz

Zubereitung

1 Den Backofen auf 200 °C (Umluft: 180 °C) vorheizen.

2 Die Walnüsse mit Ei, Butter, Reissirup, Kakao und Salz verrühren.

3 Die Filoteigblätter vierteln und die Quadrate mit der Nusscreme bestreichen. An den Seiten einschlagen, aufrollen und auf ein mit Backpapier belegtes Backblech legen. Im vorgeheizten Backofen ca. 10 Minuten backen.

TIPP

Filoteig (griechisch) oder Yufkateig (türkisch) ist ein hauchdünner Teig aus Weizenmehl. Sie bekommen ihn im Kühlregal gut sortierter Supermärkte oder in türkischen Lebensmittelgeschäften.

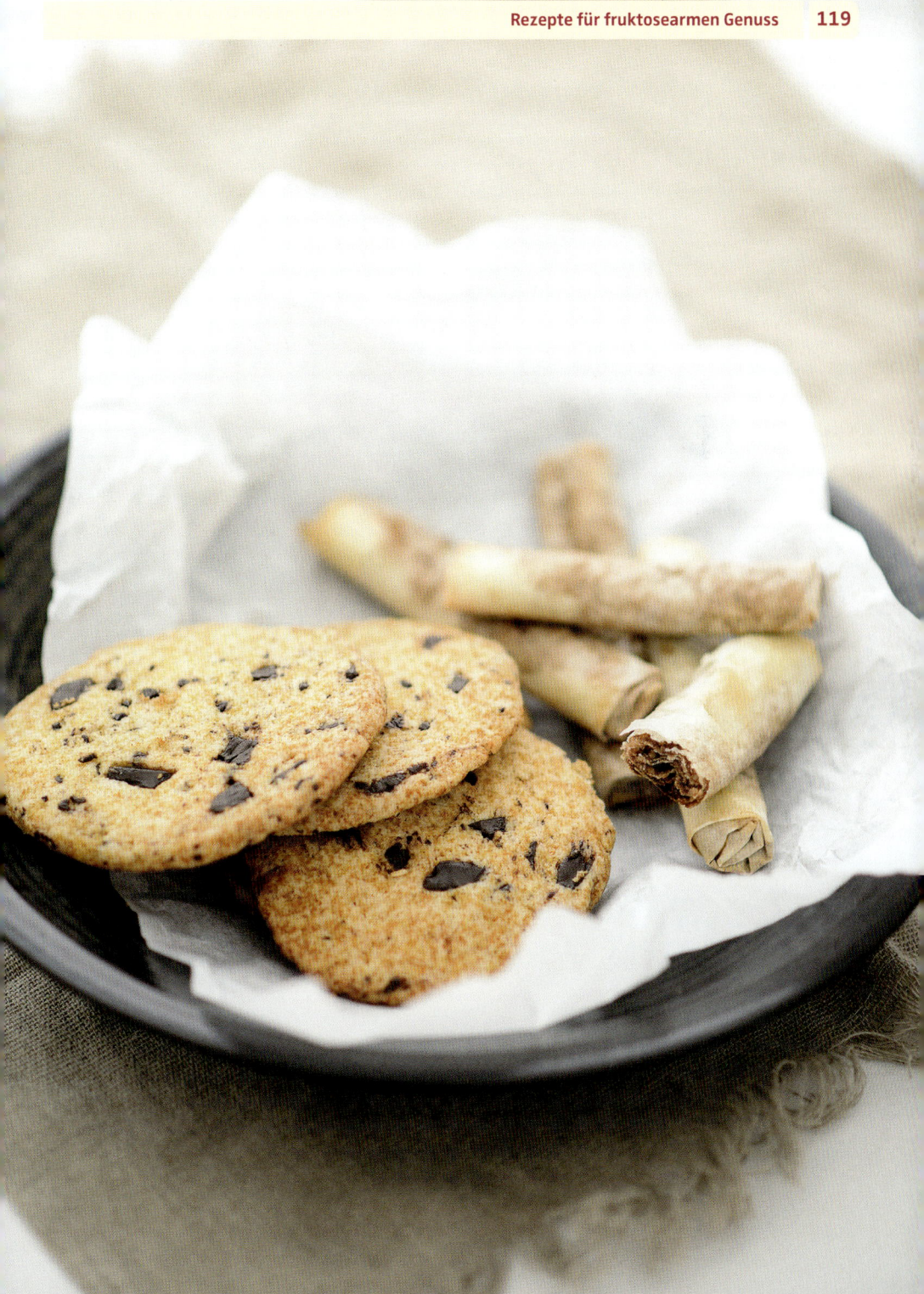

Aachener Printen
Rezeptfoto: S. 121

Zubereitungszeit: 15 Minuten
Ruhezeit: über Nacht
Backzeit: 8–10 Minuten

Eine Portion enthält:

85 kcal/250 kJ	12,8 g Kohlenhydrate
1,3 g Eiweiß	0,4 g Ballaststoffe
0,4 g Fett	

Zutaten für 20 Stück

125 g Reissirup

30 g Traubenzucker

1 Ei

½ TL Zimt

½ TL Anis

je eine Msp. Nelke, Kardamom, Piment

175 g Weizenmehl, Type 550

Milch zum Bestreichen

100 g Zartbitterschokolade

(z. B. Filita, Frusano)

gehackte Mandeln nach Belieben

Zubereitung

1 Reissirup mit Traubenzucker, Ei, Gewürzen und Mehl zu einem glatten Teig kneten. In Frischhaltefolie einwickeln und über Nacht an einem kühlen Ort ruhen lassen.

2 Den Backofen auf 200 °C (Umluft: 180 °C) vorheizen.

3 Den Teig auf einer bemehlten Arbeitsfläche ausrollen und in 2 cm breite und 10 cm lange Streifen schneiden. Die Streifen auf ein mit Backpapier belegtes Backblech legen, mit Milch bestreichen und im vorgeheizten Backofen 8–10 Minuten backen.

4 Die Printen erkalten lassen. Die Schokolade schmelzen und die Printen damit bestreichen. Nach Belieben mit gehackten Mandeln bestreuen.

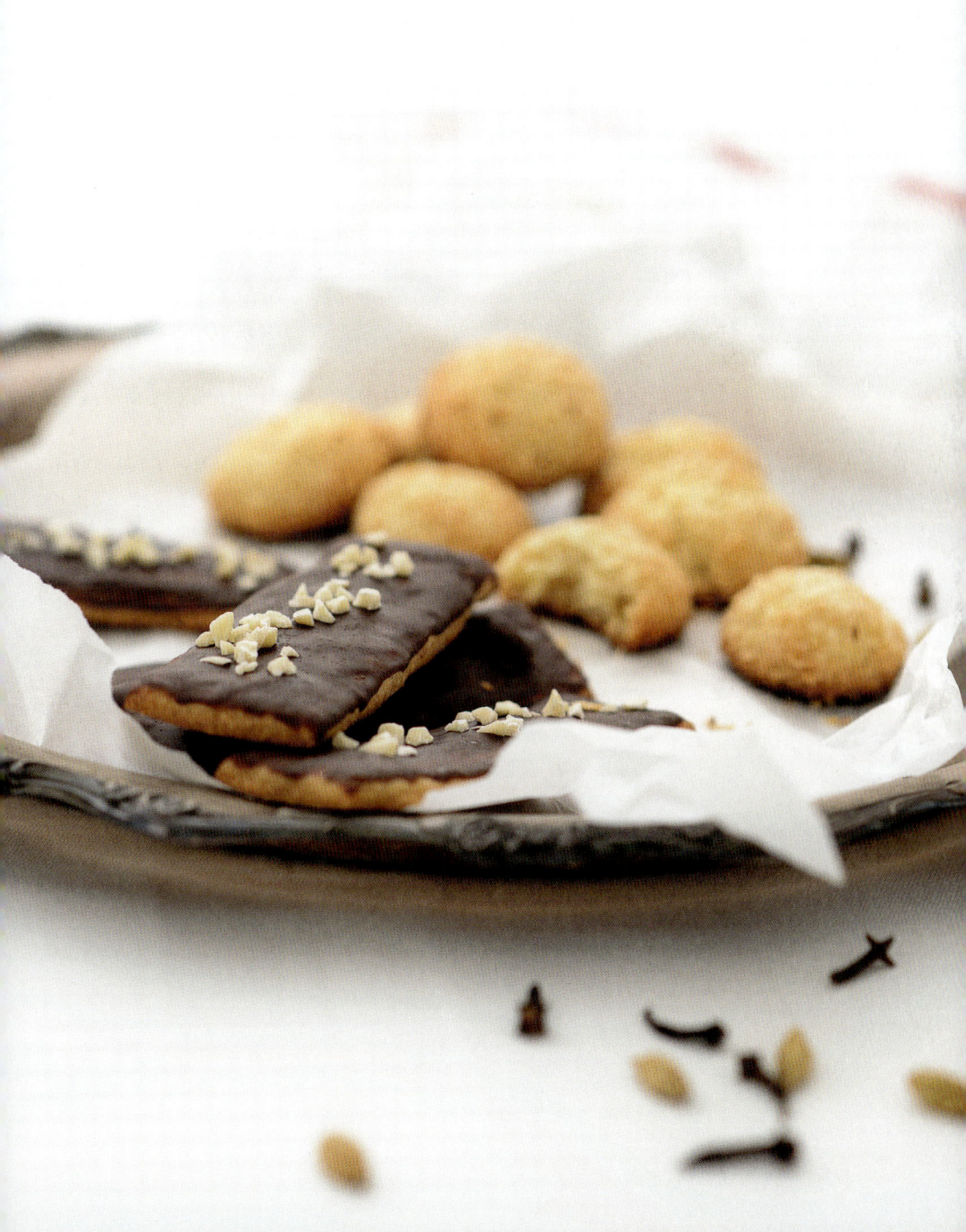

Schokolade
Rezeptfoto: S. 123

Zubereitungszeit: 15 Minuten	
Eine Tafel mit Mandeln enthält:	
824 kcal/3447 kJ	36,6 g Kohlenhydrate
11,3 g Eiweiß	13 g Ballaststoffe
70 g Fett	

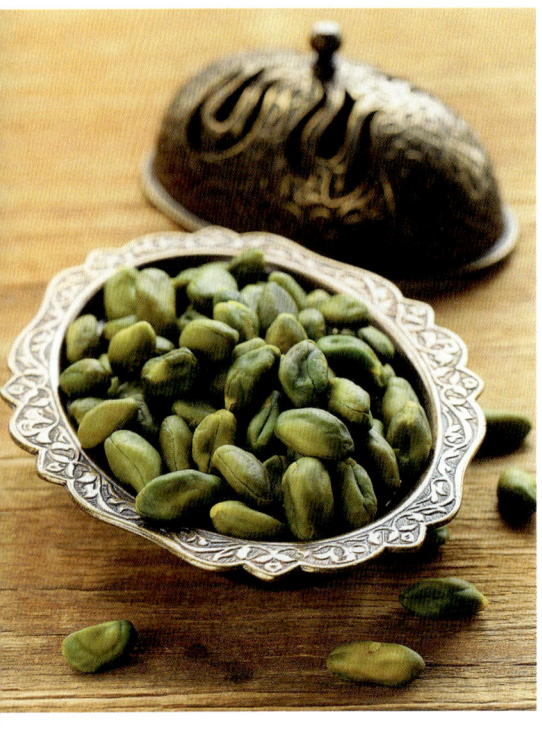

Zutaten für 1 Tafel
50 g Kakaobutter

40 g Reissirup

30 g Kakaopulver

1 Prise Salz

1 Msp. Vanillemark

Mandeln, Pistazien, Haselnüsse, Kokoschips etc. nach Geschmack

Zubereitung
1   Die Kakaobutter erhitzen, bis sie flüssig wird. Die optimale Temperatur für die Verarbeitung ist handwarm. Reissirup, Kakao, Salz und Vanille zugeben und alles gut vermengen.

2   Die Masse in Schokoladen- oder Pralinenformen gießen und aushärten lassen. Nach Geschmack z. B. Mandeln und Pistazien in die noch weiche Schokolade streuen.

TIPP

Für weiße Schokolade nimmt man statt Kakaopulver 30 g weißes Mandelmus.

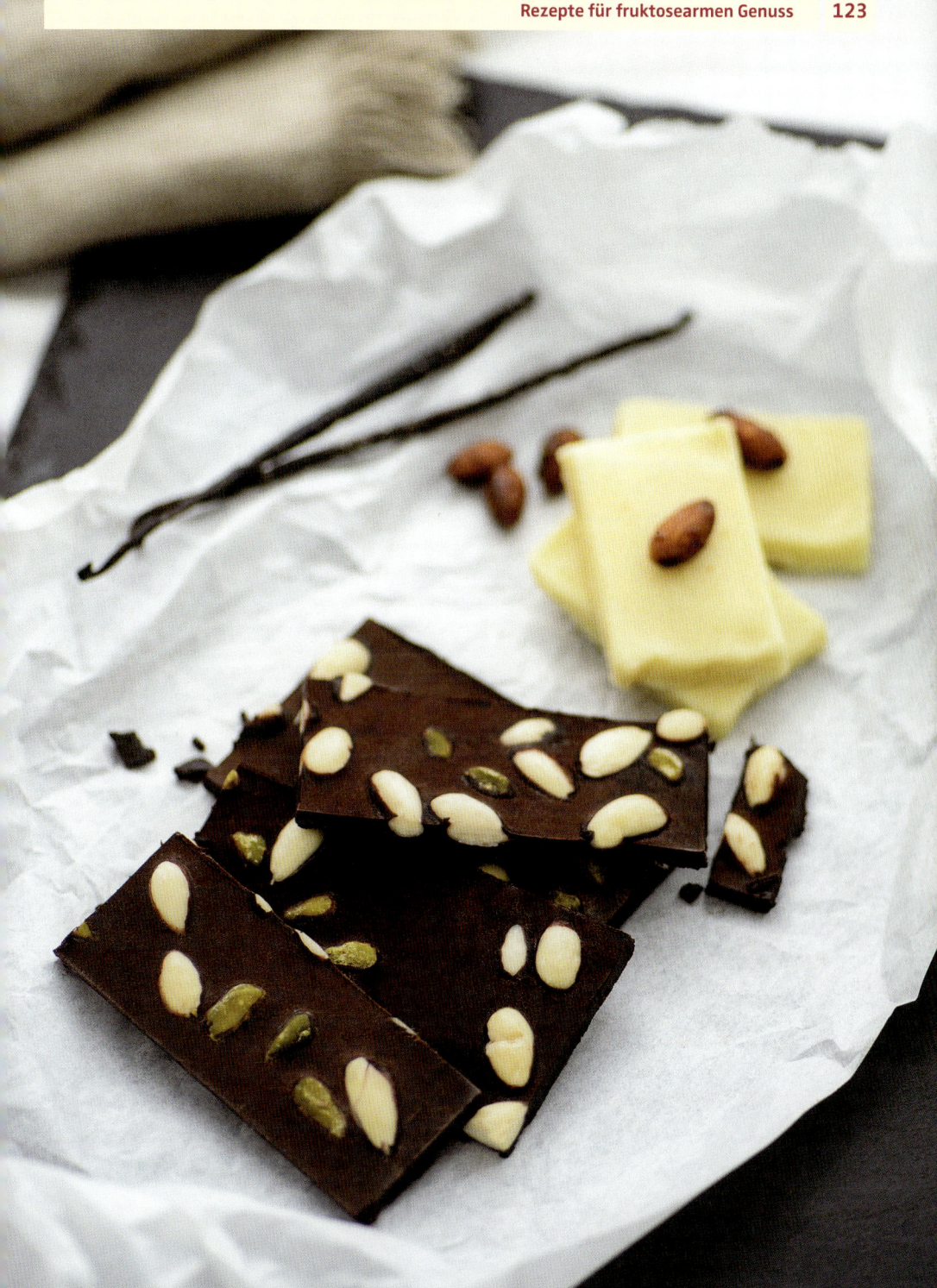

Sahnebonbons

Rezeptfoto: S. 125

Zubereitungszeit: 45 Minuten
Kühlzeit: 65 Minuten

Eine Portion enthält:

37 kcal/153 kJ	5,1 g Kohlenhydrate
0,1 g Eiweiß	0 g Ballaststoffe
1,7 g Fett	

Zutaten für 30 Stück

30 g Reissirup

125 g Traubenzucker

125 g Sahne

15 g Butter

1 Prise Salz

Öl

Zubereitung

1 Alle Zutaten in einem Topf erhitzen. Wenn die Masse kocht, die Hitze reduzieren und alles unter Rühren in 30 Minuten zu einem dicken Brei einkochen.

2 Eine Alufolie mit Öl bepinseln. Die Bonbonmasse darauf streichen und 5 Minuten abkühlen lassen.

3 Die noch weiche Masse in Würfel schneiden, diese etwa 1 Stunde erkalten lassen. Die Bonbons einzeln in Pergament oder Folie einwickeln.

TIPP

Für leckere Mokkabonbons geben Sie 2 TL löslichen Kaffee zu der Bonbonmasse, für Schokobonbons 1 EL Kakaopulver.

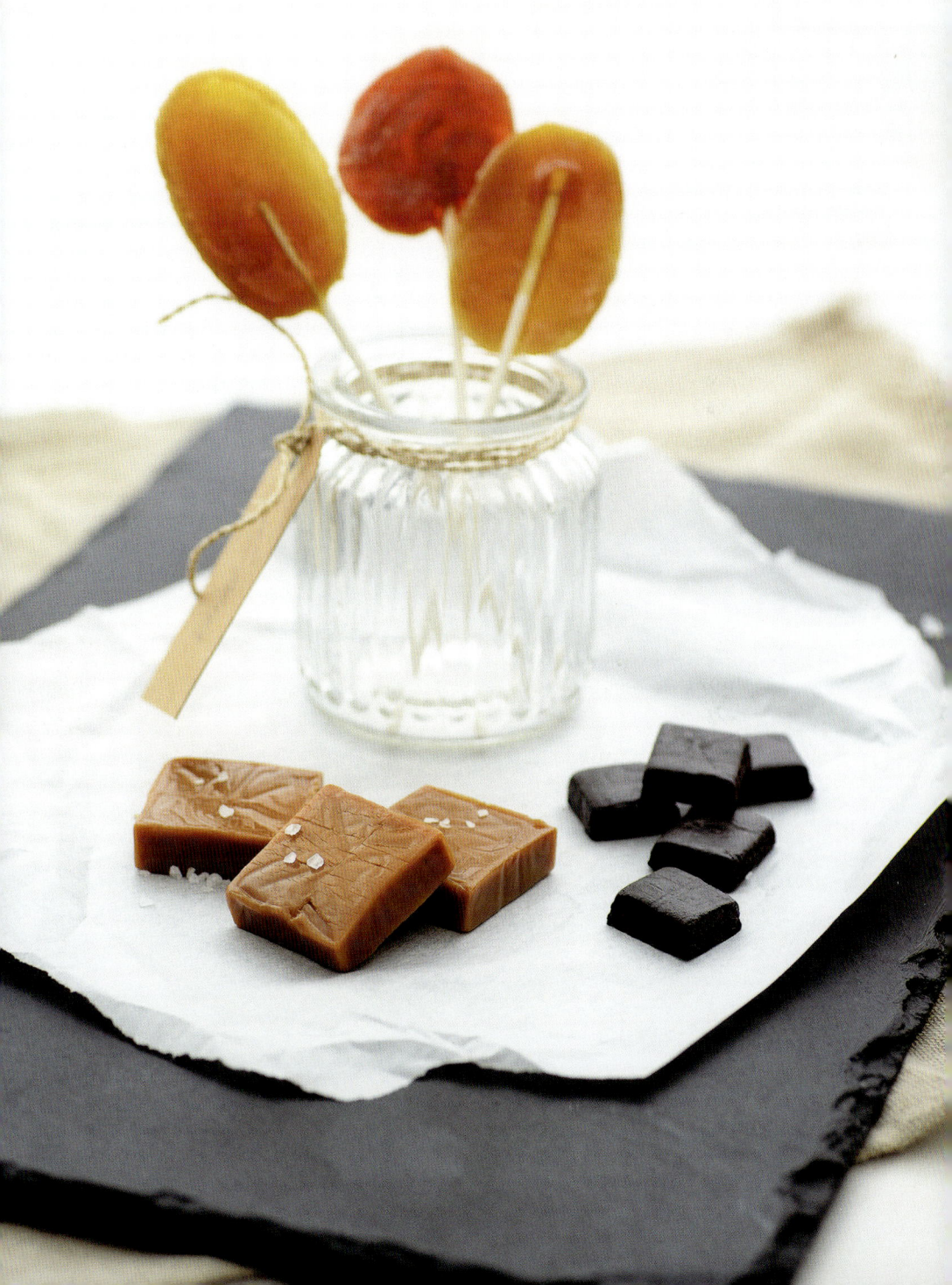

Nougat-Aufstrich

Rezeptfoto: S. 127

Zubereitungszeit: 15 Minuten

Eine Portion (ca. 25 g) enthält:

75 kcal/307 kJ	4,8 g Kohlenhydrate
1 g Eiweiß	0,8 g Ballaststoffe
5,5 g Fett	

Zutaten für 1 Glas à 250 g

100 g gemahlene Haselnüsse

40 g Butter

30 g Kakaopulver

100 g Reissirup

30 g Sahne

Zubereitung

1 Die Haselnüsse in einer Pfanne rösten, bis sie anfangen zu duften. Butter zugeben und schmelzen lassen.

2 Die Nussmasse mit Kakaopulver, Reissirup und Sahne im Mixer oder mit dem Pürierstab zu einer glatten Creme verarbeiten.

3 Die Nougatcreme in ein Glas mit Schraubdeckel füllen und im Kühlschrank aufbewahren.

Blüten-Aufstrich

Rezeptfoto: S. 127

Zubereitungszeit: 15 Minuten
Ziehzeit: 3 Stunden

Eine Portion (ca. 25 g) enthält:

43 kcal/179 kJ	10,6 g Kohlenhydrate
0 g Eiweiß	0 g Ballaststoffe
0 g Fett	

Zutaten für 1 Glas à 250 g

50 g Traubenzucker

1 TL Lavendelblüten

1 Zweig frischer Thymian

5 Rosenblätter

200 g Reissirup

Zubereitung

1 Den Traubenzucker mit 200 ml Wasser in einem Topf aufkochen und 10 Minuten einkochen lassen.

2 Lavendel, Thymian und Rosenblätter in den Traubenzuckersirup geben und zugedeckt 3 Stunden ziehen lassen.

3 Noch einmal leicht erwärmen und mit dem Reissirup verrühren. In einem fest verschlossenen Glas aufbewahren.

TIPP

Sie können auch zwei Dolden Holunderblüten in Traubenzuckersirup einlegen, das ergibt feinen Holunderaufstrich.

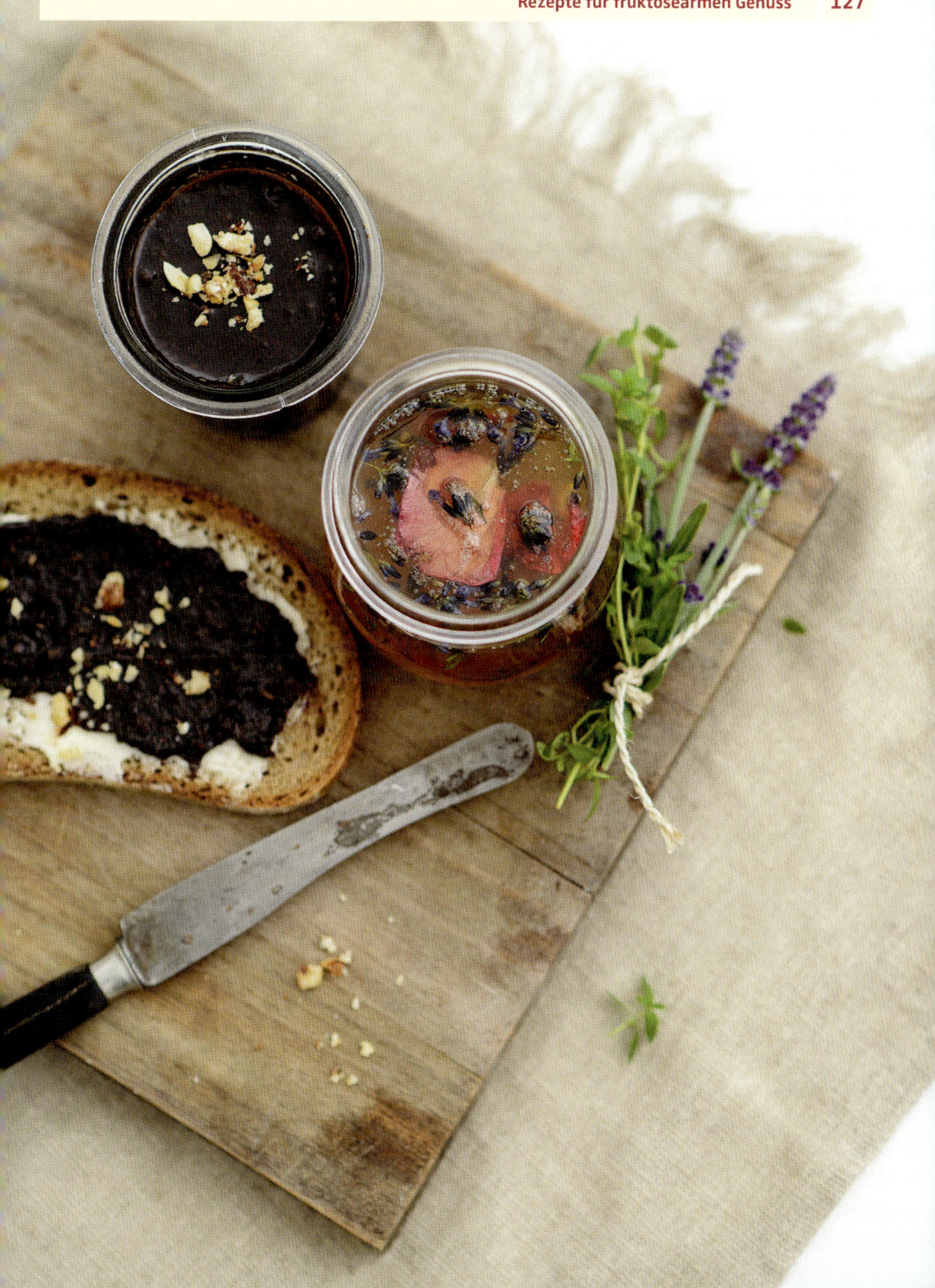

Lollis

Rezeptfoto: S. 125

> **Zubereitungszeit: 45 Minuten**
> **Kühlzeit: 10 Minuten**

Ein Stück enthält:

61 kcal/256 kJ	15,2 g Kohlenhydrate
0 g Eiweiß	0 g Ballaststoffe
0 g Fett	

Zutaten für 12 Stück

150 g Traubenzucker

40 g Reissirup

rote Lebensmittelfarbe

1 TL Zitronensäure

Zubereitung

1 Alle Zutaten zusammen mit 50 ml Wasser in einem Kochtopf unter Rühren zum Kochen bringen. 30 Minuten köcheln lassen bis die Masse deutlich dicker wird, dabei ständig weiterrühren.

2 Ein Backblech mit Backpapier auslegen. Je einen Teelöffel Zuckermasse darauf geben und einen Holzstiel in die Mitte drücken. Bei Zimmertemperatur erkalten lassen.

Kokoskugeln

> **Zubereitungszeit: 20 Minuten**
> **Kühlzeit: 60 Minuten**
> **Backzeit: 8–10 Minuten**

Ein Stück enthält:

57 kcal/237 kJ	3,4 g Kohlenhydrate
0,4 g Eiweiß	1 g Ballaststoffe
4,6 g Fett	

Zutaten für 40 Stück

100 g Butter

100 g Kokosraspel

150 g Mehl

90 g Traubenzucker

1 Eigelb

1 Prise Salz

1 TL geriebene Zitronenschale

50 g Kokosraspel

Zubereitung

1 Butter, Kokosraspel, Mehl, Traubenzucker, Eigelb, Salz und Zitronenschale zu einem glatten Teig kneten. In Frischhaltefolie einwickeln und 30 Minuten in den Kühlschrank geben.

2 Den Backofen auf 180 °C (Umluft: 160 °C) vorheizen.

3 Aus dem Teig Kugeln formen und diese in Kokosraspeln wälzen. Auf ein mit Backpapier belegtes Backblech legen und im vorgeheizten Backofen 8–10 Minuten backen.

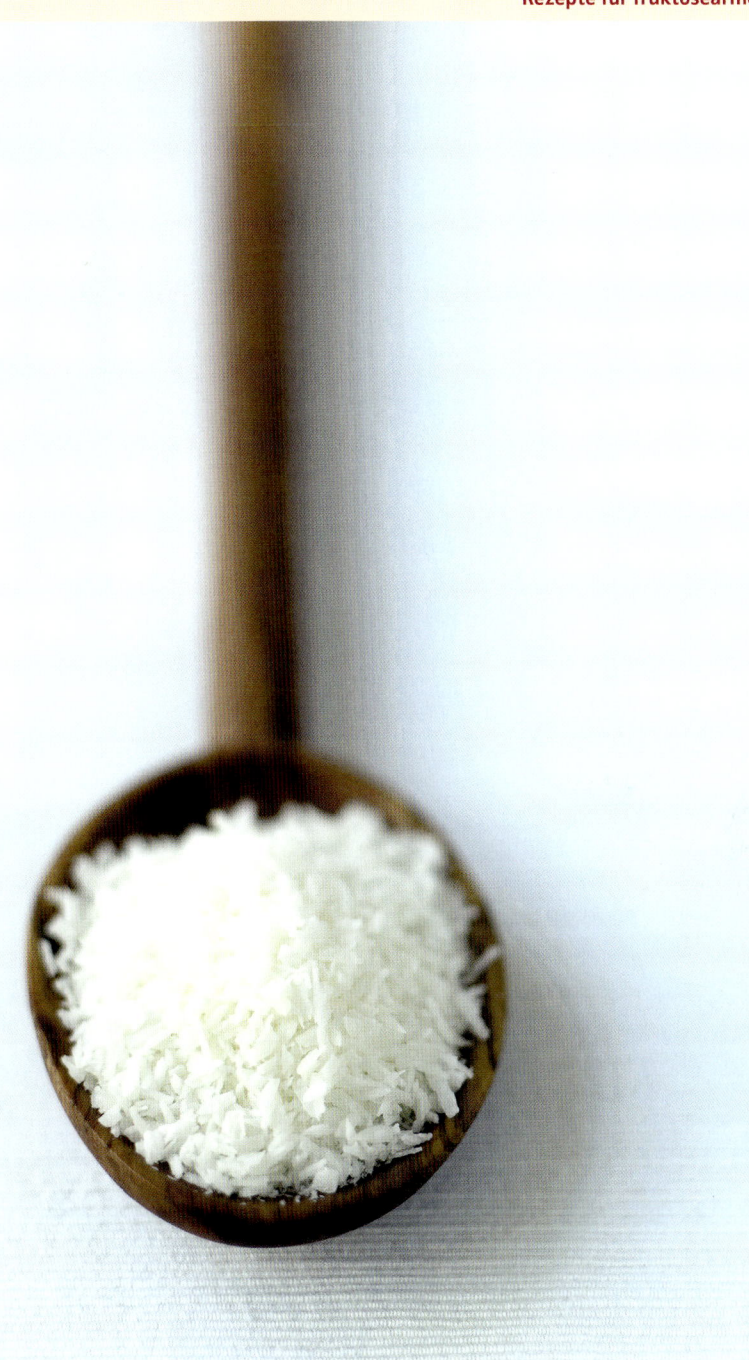

Knabbernüsse mit Rosmarin

Rezeptfoto: S. 131

Zubereitungszeit: 25 Minuten
Backzeit: 10 Minuten

Eine Portion enthält:

329 kcal/1377 kJ	10,8 g Kohlenhydrate
8,5 g Eiweiß	4 g Ballaststoffe
28 g Fett	

Zutaten für 6 Portionen

1 EL Reissirup

1 EL Traubenzucker

1 EL Wasser

1 EL Öl

½ TL Salz

1 EL frischer Rosmarin, fein gehackt

½ TL Paprikapulver (nach Geschmack edelsüß oder rosenscharf)

300 g Nusskerne (z. B. Mandeln, Cashewkerne, Haselnüsse)

Zubereitung

1 Den Backofen auf 175 °C (Umluft: 160 °C) vorheizen.

2 Reissirup, Traubenzucker, Wasser, Öl, Salz, Rosmarin und Paprikapulver in einer Pfanne unter Rühren erhitzen, bis der Zucker geschmolzen ist.

3 Die Nüsse zugeben und gut rühren, bis sie mit der Glasur überzogen sind.

4 Die Nüsse auf ein mit Backpapier ausgelegtes Blech geben und im vorgeheizten Backofen 10 Minuten rösten. Auf dem Backblech auskühlen lassen und in einer fest verschlossenen Dose aufbewahren.

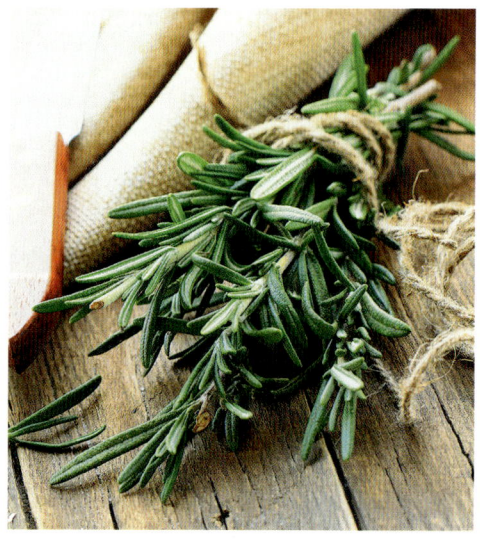

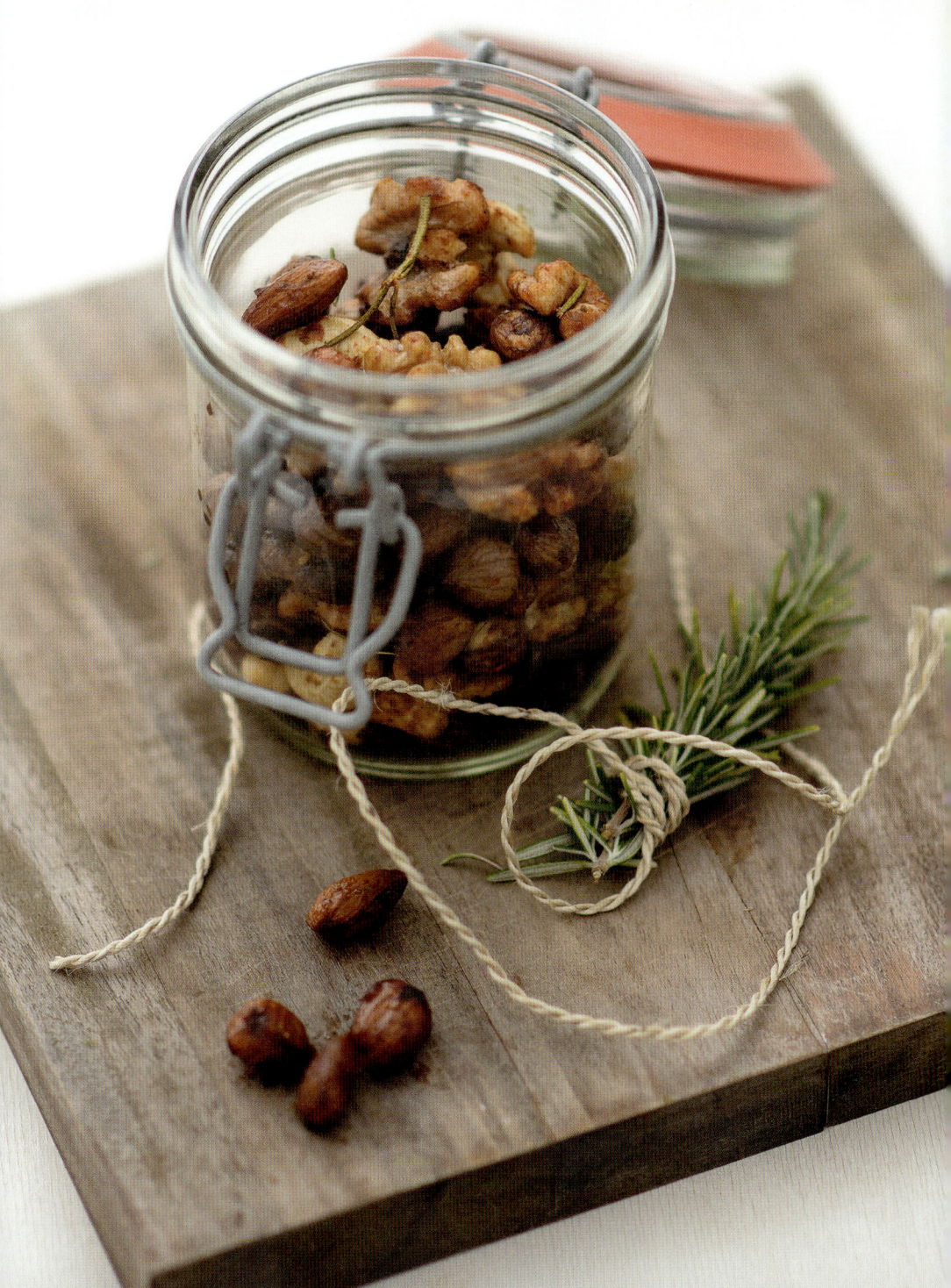

Zitronen-Gurken-Bowle mit Minze

Zubereitungszeit: 15 Minuten
Ziehzeit: ca. 30 Minuten

Eine Portion (200 ml) enthält:

37 kcal/155 kJ	9 g Kohlenhydrate
0 g Eiweiß	0 g Ballaststoffe
0 g Fett	

Zutaten für 1 Liter

2 unbehandelte Zitronen

4 EL Traubenzucker

100 g Salatgurke

6 Stiele frische Minze

Zubereitung

1 Eine Zitrone in Scheiben schneiden. Die andere Zitrone auspressen und den Traubenzucker in dem Saft auflösen. Die Gurke waschen und in Scheiben schneiden.

2 Alles zusammen mit der Minze in eine Karaffe geben und 1 l Wasser dazugießen.

3 Die Bowle etwa 30 Minuten durchziehen lassen.

Limosirup

Rezeptfoto: S. 133

Zubereitungszeit: 15 Minuten
Ziehzeit: 60 Minuten

Eine Portion (180 ml Wasser +
20 ml Sirup) enthält:

36 kcal/152 kJ	8,5 g Kohlenhydrate
0 g Eiweiß	0 g Ballaststoffe
0 g Fett	

Zutaten für ½ l

Saft und Schale von 2 unbehandelten Orangen

Saft und Schale von 1 unbehandelten Zitrone

200 g Traubenzucker

2 Pck. Zitronensäure

Zubereitung

1 Die Schale der Zitrusfrüchte dünn abschälen und die Früchte auspressen.

2 Schale und Saft mit Traubenzucker, Zitronensäure und ½ l Wasser in einen Topf geben. Einmal aufkochen, dann den Herd ausschalten und den Sirup 1 Stunde durchziehen lassen.

3 Den Sirup durch ein Sieb abgießen und in einer Flasche im Kühlschrank aufbewahren.

4 Zum Trinken 2 EL Limosirup mit Mineralwasser aufgießen.

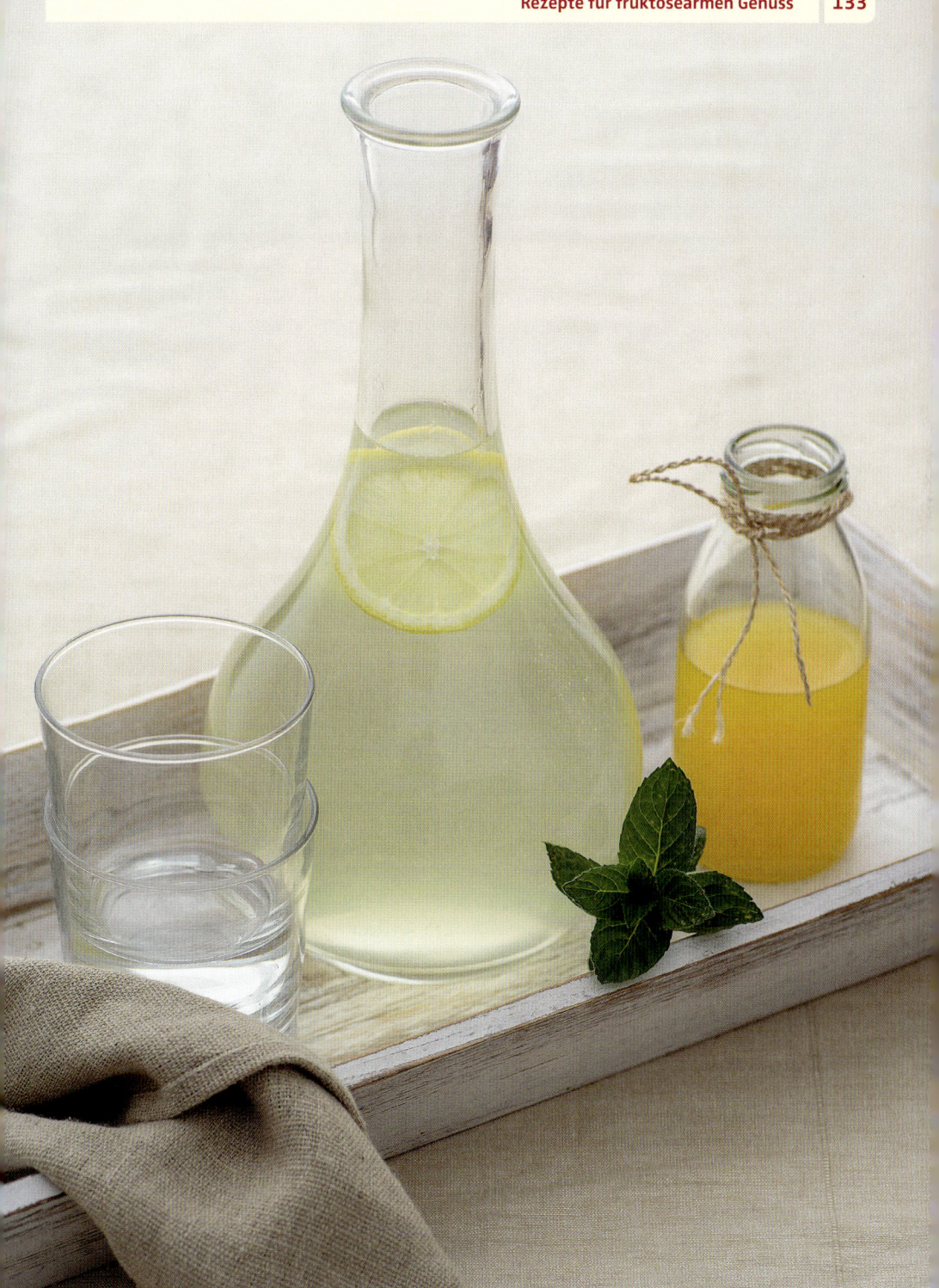

Pfefferminz-Eistee

Zubereitungszeit: 30 Minuten
Kühlzeit: ca. 2 Stunden

Eine Portion (200 ml) enthält:

34 kcal/143 kJ	8,5 g Kohlenhydrate
0 g Eiweiß	0 g Ballaststoffe
0 g Fett	

Zutaten für 1 Liter

6 Stiele Pfefferminze

1 unbehandelte Limette

4 EL Traubenzucker

Eiswürfel

Zubereitung

1 1 l Wasser zum Kochen bringen. Die Pfefferminze damit übergießen und 20 Minuten ziehen lassen.

2 Die Limette würfeln und mit dem Traubenzucker in eine Karaffe geben. Mit dem Pfefferminztee auffüllen und umrühren, bis sich der Zucker aufgelöst hat.

3 Mit Eiswürfeln servieren.

TIPP

Wenn es schnell gehen soll, gießen Sie den heißen Tee direkt über die Eiswürfel.

Roter Eistee

Zubereitungszeit: 10 Minuten
Kühlzeit: ca. 2 Stunden

Eine Portion (200 ml) enthält:

32 kcal/135 kJ	8 g Kohlenhydrate
0 g Eiweiß	0 g Ballaststoffe
0 g Fett	

Zutaten für 1,2 Liter

4 Beutel Hibiskustee

2 Kardamomkapseln

1 Stück Vanilleschote

3 EL Reissirup

1 l Mineralwasser

Zubereitung

1 200 ml Wasser zum Kochen bringen, den Hibiskustee damit übergießen. Zerdrückte Kardamomkapseln und Vanilleschote zugeben. Den Tee nach Packungsangabe ziehen lassen

2 Teebeutel entnehmen und Reissirup einrühren. Das Konzentrat erkalten lassen.

3 Kardamom und Vanille herausnehmen und mit kaltem Mineralwasser auffüllen.

Adventtee

Eine Portion enthält:

32 kcal/135 kJ	8 g Kohlenhydrate
0 g Eiweiß	0 g Ballaststoffe
0 g Fett	

Zutaten für 1 Glas

1 Beutel Apfeltee

1 Stück Orangenschale

1 kleines Stück Zimtstange

1 TL Reissirup

Zubereitung

1 200 ml Wasser zum Kochen bringen, den Apfeltee damit übergießen.

2 Orangenschale und Zimt zugeben und nach Packungsangabe ziehen lassen. Mit Reissirup süßen.

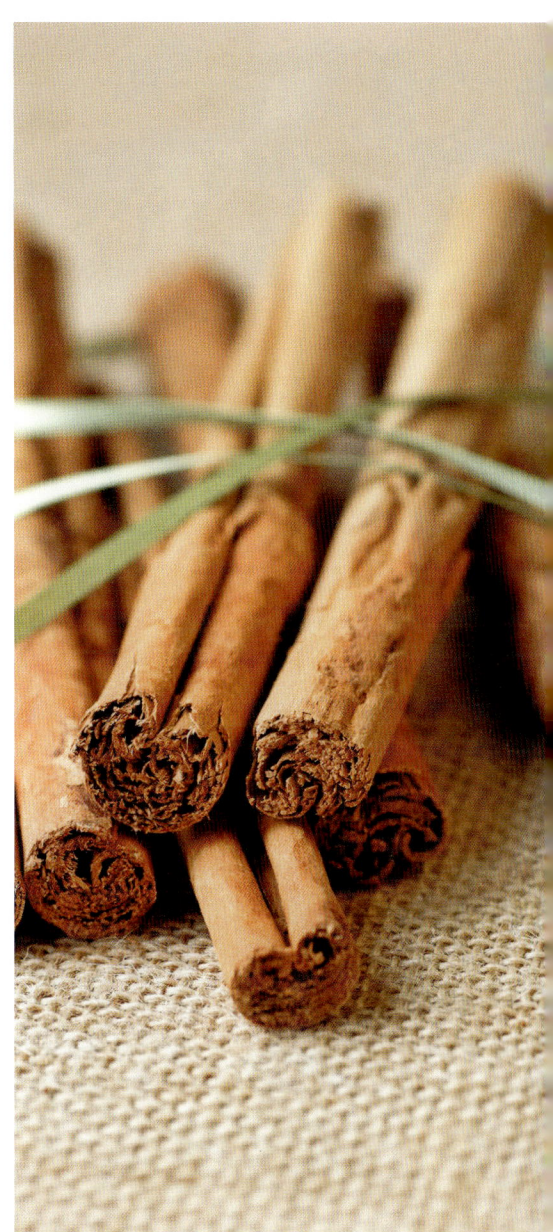

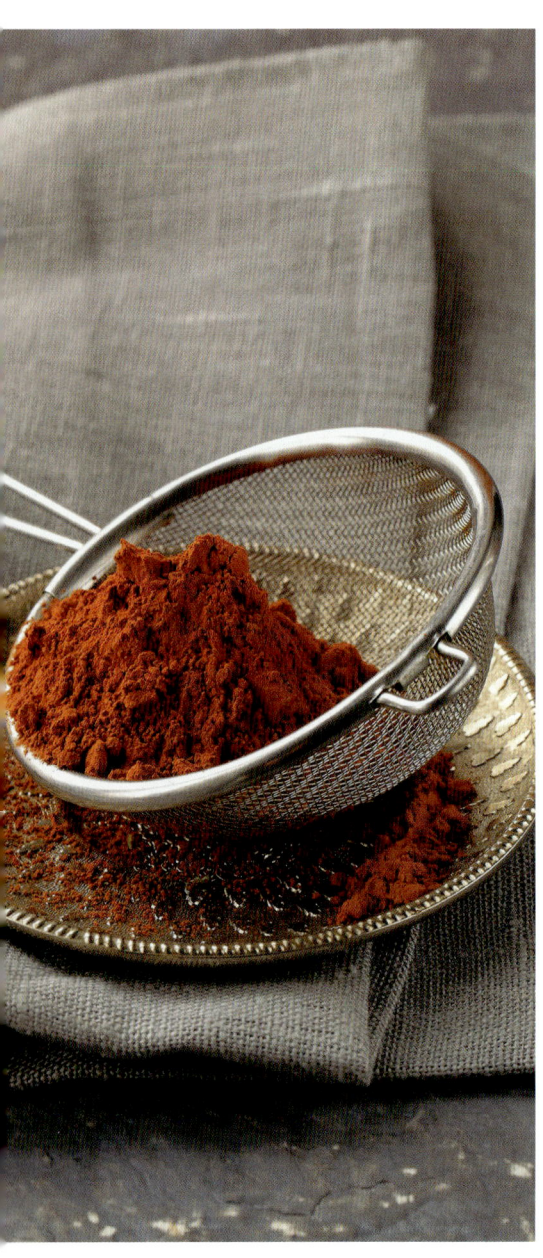

Kaffee Frappé
Rezeptfoto: S. 137

Zubereitungszeit: 10 Minuten
Kühlzeit: mindestens 2 Stunden

Eine Portion enthält:

144 kcal/605 kJ	17 g Kohlenhydrate
1 g Eiweiß	0 g Ballaststoffe
8 g Fett	

Zutaten für 2 Gläser
400 ml starker Kaffee

2 EL Reissirup

1 Stück Zimtstange

2 Pimentkörner

50 g Sahne

Eiswürfel

Zubereitung
1   Den Kaffee mit Reissirup süßen, Zimtstange und Piment hineingeben. Etwas abkühlen lassen, dann für mindestens zwei Stunden in den Kühlschrank stellen.
2   Die Gewürze herausnehmen. Sahne zugeben und im Mixer oder mit einem Pürierstab schaumig aufschlagen. Mit Eiswürfeln servieren.

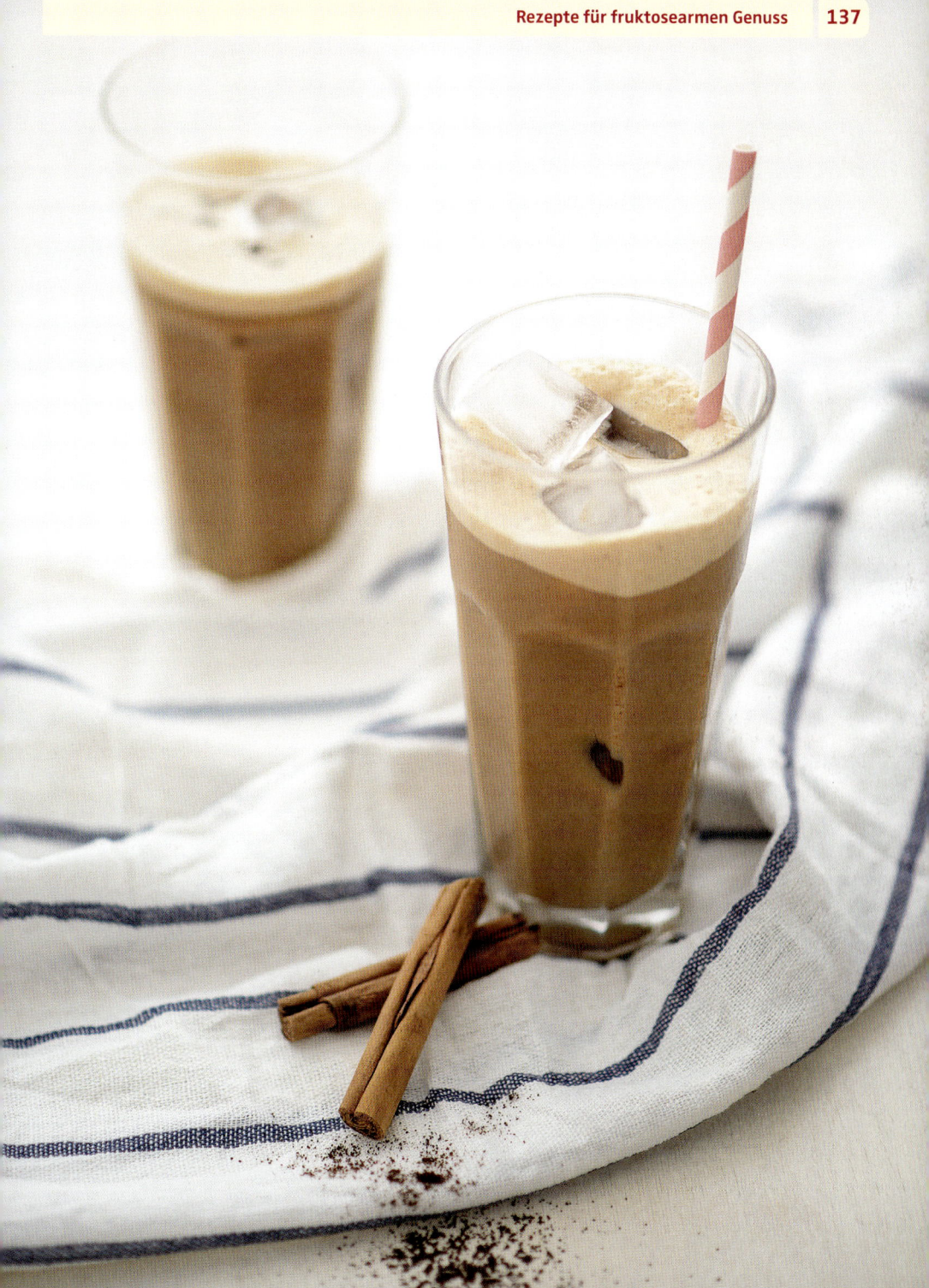

ANHANG

Wichtige Adressen

Ernährungsberater

Hier finden Sie Adressen qualifizierter Ernährungsberater:

www.vdd.de
Verband der Diätassistenten

www.vdoe.de
Verband der Oekotrophologen

www.vfed.de
Verband für Ernährung und Diätetik

Weiterführende Ernährungs-informationen

www.dge.de
Deutsche Gesellschaft für Ernährung

www.aid.de
aid: Infodienst für Ernährung und Verbraucherschutz

www.daab.de
Deutscher Allergie und Asthmabund

Fruktosearme Lebensmittel

Fruktosearme Lebensmittel erhalten Sie bei diesen Anbietern:

Frusano GmbH
Lochhamer Schlag 12
82166 Gräfelfing
Telefon: 089 381689870
www.frusano.de

3Pauly
Rabenhorststraße 1
53572 Unkel
Telefon: 02224 1805100
www.3paulyshop.de
www.3pauly.de

FoodOase GmbH
Große Straße 2
22926 Ahrensburg
Telefon 04102 8913860
www.foodoase.de

Register

Rezeptregister

Das richtige Essen für starke Nerven und ein gutes Gedächtnis

Dr. Andrea Flemmer
Nervennahrung

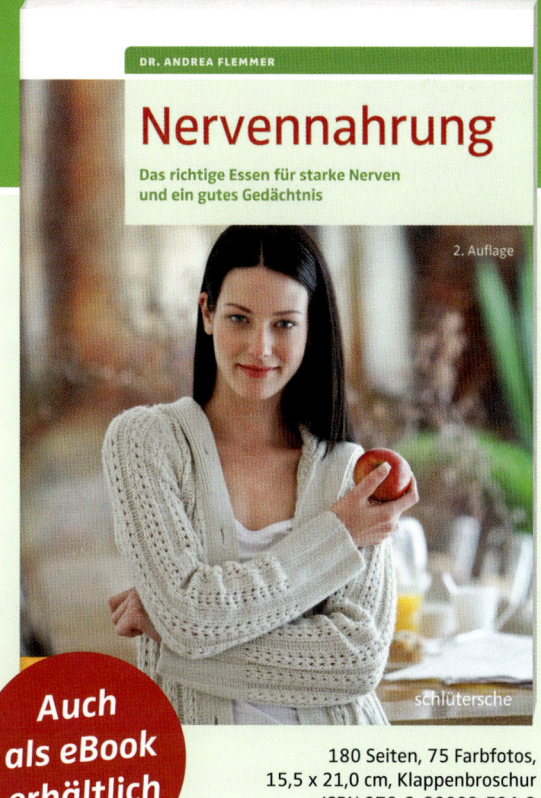

- Praktische Tipps, um die geistige Leistungsfähigkeit zu steigern
- Die besten Lebensmittel von A–Z
- Tricks aus der Nährstoffkiste
- Ein fundiert recherchierter Ernährungsratgeber

Auch als eBook erhältlich

180 Seiten, 75 Farbfotos,
15,5 x 21,0 cm, Klappenbroschur
ISBN 978-3-89993-594-3
€ 16,95 [D] / € 17,50 [A]

Stand Januar 2015. Änderungen vorbehalten.

Weitere Bücher zu Gesundheitsthemen:
www.buecher.schluetersche.de

schlütersche

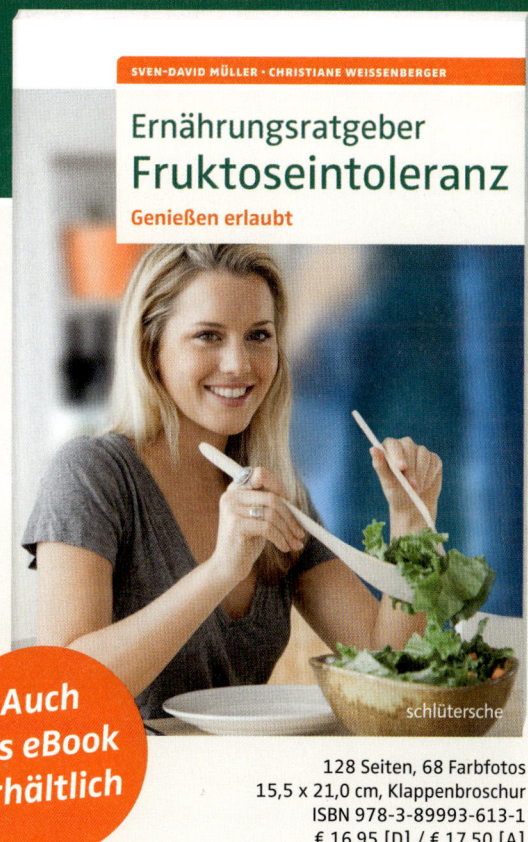

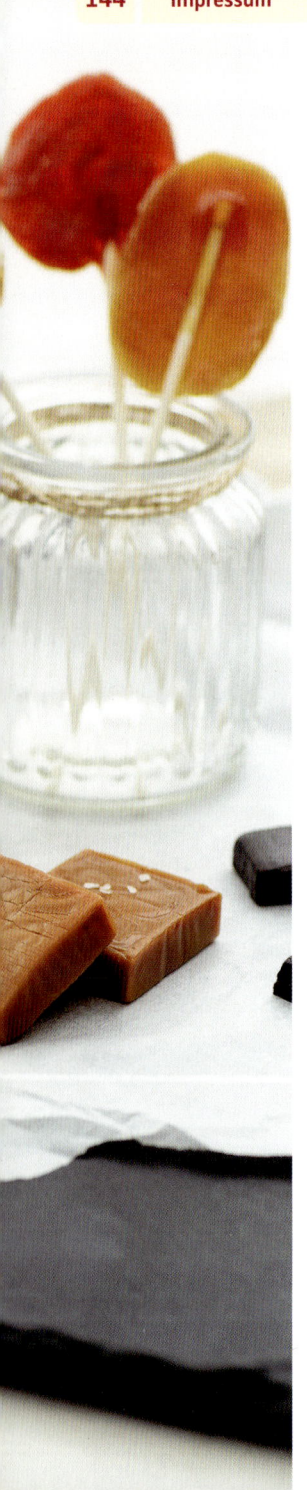

Bibliografische Information der Deutschen Nationalbibliothek
Die Deutsche Nationalbibliothek verzeichnet diese Publikation in der
deutschen Nationalbibliografie; detaillierte bibliografische Daten sind im
Internet über http://dnb.ddb.de/ abrufbar.

ISBN 978-3-89993-864-7 (Print)
ISBN 978-3-8426-8611-3 (PDF)
ISBN 978-3-8426-8626-7 (ePub)

Fotos:
Titelfoto: Tobias Franz, Franz und Späth GbR – Büro für Gestaltung,
Lübeck, www.fusbfg.de
123rf.com: Piyaphat Detbun: 6/7; Margouillat: 19; Olha Afanasieva: 34;
Svetlana Vitkovskaya: 56; Olga Lyubkin: 57; Olga Kriger: 70, 122, 130,
136; Lilyana Vynogradova: 73; handmadepictures: 78; Elena Elisseeva: 82;
Christian Jung: 100; Jacek Fulawka: 108; Sabino Parente: 112; Inspirestock
International: 129; Tracy Hebden: 135
Fotolia.com: JJAVA: 39; anna liebiedieva: 62; Quade: 64;
Ulyanakhorunzha: 67
iStockphoto.com: Floortje: 17; Robynmac: 58; FotografiaBasica: 72;
Yoko Bates: 104; Quayside: 116
Rezeptfotos: Tobias Franz, Franz und Späth GbR – Büro für Gestaltung,
Lübeck, www.fusbfg.de: 1, 2/3, 4/5, 28/29, 52/53, 55, 59, 63, 69, 71, 75,
77, 81, 83, 85, 87, 89, 91, 95, 101, 103, 105, 109, 111, 113, 117, 119, 121,
123, 125, 127, 131, 133, 137, 144
Foto Fr. Offenborn: foto Krause, Lübeck
Foto Fr. Hirschfelder: Theresia Müller, Kelz

© 2015 Schlütersche Verlagsgesellschaft mbH & Co. KG
Hans-Böckler-Allee 7, 30173 Hannover
www.schluetersche.de

Lektorat: Annette Gillich-Beltz, Essen
Layout: Groothuis, Lohfert, Consorten, Hamburg
Covergestaltung: Kerker + Baum Büro für Gestaltung, Hannover
Satz: Die Feder, Konzeption vor dem Druck GmbH, Wetzlar
Druck und Bindung: Grafisches Centrum Cuno GmbH & Co. KG, Calbe